U0188976

身体的秘密

探索人类生物学的六大突破

THE SECRET BODY

How the New Science of the Human Body
Is Changing the Way We Live

[英]丹尼尔·M.戴维斯（Daniel M. Davis）——著

梁金柱——译

中国科学技术出版社

·北京·

The Secret Body: How the New Science of the Human Body Is Changing the Way We Live
by Daniel M. Davis

Copyright © Daniel M. Davis, 2021

First published as The Secret Body in 2021 by Bodley Head, an imprint of Vintage. Vintage is part of the Penguin Random House group of companies.

Simplified Chinese translation copyright © 2022 by China Science and Technology Press Co., Ltd.

All rights reserved.

北京市版权局著作权合同登记 图字：01-2022-2445。

图书在版编目（CIP）数据

身体的秘密：探索人类生物学的六大突破 /（英）丹尼尔·M.戴维斯著；梁金柱译 . — 北京：中国科学技术出版社，2022.10

书名原文：The Secret Body: How the New Science of the Human Body Is Changing the Way We Live

ISBN 978-7-5046-9700-4

Ⅰ.①身… Ⅱ.①丹…②梁… Ⅲ.①人体生理学 Ⅳ.① R33

中国版本图书馆 CIP 数据核字（2022）第 129502 号

策划编辑	申永刚　龙凤鸣	责任编辑　申永刚
封面设计	仙境设计	版式设计　蚂蚁设计
责任校对	邓雪梅	责任印制　李晓霖

出　　版	中国科学技术出版社
发　　行	中国科学技术出版社有限公司发行部
地　　址	北京市海淀区中关村南大街 16 号
邮　　编	100081
发行电话	010-62173865
传　　真	010-62173081
网　　址	http://www.cspbooks.com.cn

开　　本	880mm×1230mm　1/32
字　　数	167 千字
印　　张	8.25
版　　次	2022 年 10 月第 1 版
印　　次	2022 年 10 月第 1 次印刷
印　　刷	北京盛通印刷股份有限公司
书　　号	ISBN 978-7-5046-9700-4/R·2952
定　　价	69.00 元

（凡购买本社图书，如有缺页、倒页、脱页者，本社发行部负责调换）

跟我来吧!

踏上心灵的旅程,

我们一起寻找——

内心的潘神[1]。

——水男孩乐队[2](The Waterboys)

给科学家的说明

人类生物学是一个巨大的科学领域。无论是它的发展、涉及的知识还是影响都不简单。这一领域的研究成果众多，但受本书篇幅所限，有的未被收录，有的只被简单介绍了几句，对此，我深表歉意。在某种程度上，每一项科学成就都归功于一个团队。我向在本书所讨论的研究中贡献了心血，却没有被提及名字的那些人致歉。我采访了许多科学家，阅读其原始研究资料，试图描述这些科学进步的取得过程，但任何一本书都不能概其全貌。对此，我也深表歉意。本书介绍的医学故事基本是真实准确的，只是为了保护当事人的隐私，其中一些细节有所删改。

想象一下，假设外星人是存在的，而你是一个外星人，试图通过一台功能特别强大的望远镜来了解地球上发生的一切。你碰巧看到了一场足球比赛，可惜你的望远镜倍数不够让你看到球。你能看到的是一个两端都有球门的球场，球员们似乎在一定的区域内移动，但这很难让你准确理解发生了什么。你在《外星人地球科学杂志》（*Alien Journal of Earth Science*）上发表了这个观察结果。另外几个外星人给你发来了电子邮件表示祝贺，但为数有限。

几年后，外星望远镜的性能有所提高，然后你偶尔会看到球门前的球员摔倒。有时，球场周围的人群会因此挥手欢呼。虽然这一发现仍然意义不大，但在外星人地球科学大会期间，这一发现还是引起了大家的讨论，你也因此获得了新的研究经费。多年之后，一个和你一起工作的年轻外星人注意到了一件特别有趣的事情。当球门前的球员摔倒时，观众是否会欢呼似乎取决于一件事：球网是否会向外凸起。这让你的年轻同事产生了一个绝妙的想法。

虽然其他人可能还没有深入思考，便否定了这个观察结果，但这位年轻同事却推测是否有什么东西导致了球网的凸起——或许是一个球——可惜，它真的是太小了，观察不到。一开始，你并不同意她的这一想法，但你还是记住了这个想法。只有有一个球存在，其他一切才能解释得通：球员的摔倒、球网的向外凸起、观众的欢呼等。过了一阵子，其他外星人也认为，也许真的有一个球存在。尽管谁都观察不到那个球，但大家一致认为，如果存在一个球，很多事情就能解释得通。你的同事、你和那个发明了超强望远镜的外星人因此获得了很多奖，所有外星人都想结识你们。

外星望远镜有可能会继续改进，从而最终让外星人看到这个球。但同样，这也可能不会发生。外星人通过大量间接的证据推测球在那里，但因缺少直接的证据，还不足以下定论。在某种程度上，某种事物或某种规律是否存在是值得商榷的：人们无法证明太阳明天一定会再次升起，只是人们根据大量的证据推测它有很大概率会升起。

这个关于外星人和足球比赛的故事折射出了许多科学发现的产生过程。以海王星的发现为例，人们于1846年首次观测到这颗行星。此前，人们一直在仔细追踪着另一颗行星——天王星的运动，而数学计算表明天王星的公转周期并不规律。但是，如果有一颗看不见的行星吸引着天王星并影响了它的公转轨道，这就可以解释得通了。英国和法国的天文学家根据天王星的运动轨迹，计算出了这样一颗行星的位置。然后，他们用望远镜在预测的轨道上精确地观测到了这颗新行星——海王星。如今，为了能够解释恒星和星系的运动，科学家推测，宇宙中存在着一种"看不见"的暗物质和一种致使宇宙加速膨胀的暗能量。尽管到目前为止，这两者尚未被发现。

在几乎整个历史中，人类身体的大部分秘密都未被发现，而且超乎想象。虽然人们可以仔细观察到人体内的一些解剖结构——骨骼、肌肉和一些主要器官，但至今，关于我们身体的绝大部分秘密都只是假设和推测。17世纪末显微镜的发明使细胞的发现成为可能，这预示着我们开始从科学的角度理解人类生物学；另一个巨大的进步是20世纪中期脱氧核糖核酸（DNA）结构的发现，这一发现揭示了遗传信息是如何存储和复制的。不过，后来发生了一系列技术和科学革命，科学家前所未有地揭示了人体的秘密——他们证实了一些假设，否定了另一些假设。最重要的是，无论是在理论上还是实践上，他们都开启了一个全新的可能性领域。

我们已知人体是由无数个"小世界"组成的一个"大世界"。每个器官都是由细胞组成的，每个细胞内部都如同城市景观一般，有脚手架、单轨高架铁路和列车，都由一系列令人眼花缭乱的生物"建筑材料"制成：蛋白质、糖类、脂质和其他化学成分。我们的原材料没有什么特别之处，不过是氧、碳、氢和其他一些元素。然而，这些原材料以一种特殊的方式结合在一起，构成了人体——它具有意识，能自我修复，还能使用语言文字。宇宙中，没有任何我们已知的事物能与人类相提并论，也可能并不存在任何能与人类相提并论的事物。当然，没有什么事物能比了解我们身体的秘密更加深刻或更具有启发性。而新的仪器和方法，从显微镜到复杂的数据分析，正以前所未有的方式让人们如抽丝剥茧般地理解人体的各个结构层次。

当然，科学对我们的生活产生了越来越大的影响，但没有什么能像关于人体的新发现那样直接、深刻地影响到我们。这样的例子比比皆是。人体基因分析使人们对性格有了新认识；脑细胞活动分析揭示了人们的记忆储存方式；细胞内发现的新结构使人们产生了新的医学理念；血液中发现的分子使人们对心理健康的研究有了新思路。

本书探讨了人类生物学的最新突破性成果，我认为这些突破性成果对我们的未来至关重要。虽然许多前沿领域都很重要，但我认为以下六个领域无疑是对人们影响较大的：细胞、胚胎、身体的器官和系统、大脑、微生物群和基因组。或许，你曾了解过一些这方面的话题。如果是这样的话，但愿我能为你介绍近年来发现的新细节给我们的分析能力带来的重大改变。有些话题你可能没有听说过，但它们和那些抢占报纸头条的话题一样重要，一样具有颠覆性。我会说明每个前沿领域的新发现将如何改变或已经改变了我们的日常生活，甚至我们的情感和愿望。我想用这种方式将这些前沿领域的新发现汇聚在一起，表明人类生活方式正面临着翻天覆地的变化。在可预见的未来，对我们产生最大影响的可能不是自动驾驶汽车或机器人，而是人类生物学。

不止如此，人类生物学研究中的进展让人不免想起19世纪末发生的物理学革命。1887年，德国物理学家海因里希·赫兹（Heinrich Hertz）发现了肉眼无法看到的神秘电磁波的存在。这与美国物理学家詹姆斯·克拉克·麦克斯韦（James Clark Maxwell）早先提出的理论相一致，赫兹证明了光只是电磁波的一种。此外，还存在着一些我们看不到的电磁波，即现在我们知道的X射线和无线电波。但在当时，人们并不清楚这一发现可能产生的实际影响。赫兹于1894年去世，享年36岁。他不可能预见他的发现最终会给人们带来广播、电视和互联网。同样，现在关于人体的发现对我们以及我们子孙后代的影响，也将超出我们的想象。

本书还通过人类科学发展的幕后故事，介绍科学揭示身体秘密的过程。正如对于外星人来说，望远镜的改进对足球的发现至关重要。同样，对人体的普遍认识的进步往往也是由新技术的发展带来的。与智能手机和社交媒体相比，新的科学方法和仪器对人们生活的影响也同样深刻且更悄无声息。

1665年，英国物理学家罗伯特·胡克（Robert Hooke）用一台简单的显微镜观察到了软木薄片中的微小隔层，他称之为细胞。如今，通过高分辨率的显微镜，我们可以观察到细胞的形状、膜和分子；我们可以看到它们如何在人体的器官和组织内行进；我们可以观测酶和基因在器官和组织内打开或关闭的活动。实际上，如今的显微镜已拥有纳米级分辨率，能够以几十亿分之一米的精度观察人体。

这些发现不仅揭示了细胞活动的新奥秘，而且从根本上改变了我们使用身体的能力。在我自己的实验室里，我们用这些新型的显微镜来观察免疫细胞如何发现并杀死癌细胞。观察这些处于分子级别的细胞活动，有助于我们了解免疫细胞如何识别癌细胞，也有助于我们了解癌细胞如何试图避免被人体免疫系统发现，这一切都为药物开发提供了新思路。目前，有3000多项临床试验正在进行中，测试通过激活或促进身体免疫细胞发挥作用来抗癌的新药物。我们对不同免疫细胞对新型冠状病毒的反应以及这种反应如何因人而异的理解，也依赖于这些相同的工具和技术。事实上，如果有一个科学领域因新型冠状病毒的到来而登上舞台中央，那就是人类生物学。本书所讨论的一切，从了解免疫系统到人类思维，也与人们需要了解的关于新型冠状病毒或将来可能出现的病毒的知识有关。

尽管新型显微镜揭示了各种细节，也带来了更多机会，但是它也有一些问题。例如：一种显微镜可能最善于捕捉细节，但需要花很长时间才能记录下如此精确的图像；另一种显微镜，尽管精度较低，却最适合用于观察分子的运动；还有一种显微镜牺牲了高精度和运动观测，以获得更大的观测范围——比如，观察一个器官的切片，而不是一个单细胞内微不足道的区域；等等。另外，数学分析和计算机模拟为人们提供了一个完全不同的视角来观察人体，对单个细胞的基因活动或蛋白质水平的分析也是如此。试图以这种方式了解人体，就像试图通过仔细检查蒙娜丽莎的左眼，或只是其虹膜的一个切片来欣赏她一样。虽然方法很奇妙，但无法了解蒙娜丽莎的全部。即使分析了整幅蒙娜丽莎的画像也无法了解蒙娜丽莎的全部。当你了解到它的货币价值，或达·芬奇的生活，或这幅画与16世纪的其他肖像画的不同之处时，这幅画的意义就会发生变化。正如我们可以用很多方法去了解蒙娜丽莎一样，我们也有很多方法来理解自己。

人体的复杂性致使我们只能通过分析不同的部位和使用不同的工具来了解它。就像葡萄酒品酒师通过了解不同味道和颜色的葡萄酒的化学成分而获益良多一样，我们通过不同的视角了解人体，有可能得到其他的启发。然而，每一种科学工具——从显微镜到数学分析，人体的每一个方面——从大脑到微生物群，都需要非常深入的专业知识，我们往往都在各自专精的领域中研究人体，每个研究团队内部都因使用自己的专业术语和符号来沟通而存在细微差异。研究团队可能致力于使用一种科学工具或研究人体的一个特定组成部分，比如一种类型的细胞。不同类型细胞如何相互传递信息成为研究团队内部的专业课题。即使是地球上简单的生命形式，如单个细菌，人们也很少将其作为一个整体来研究，而人体显然要复杂得多。早在1890年，《泰晤士报》（*The Times*）就评论道，知识已经变得过于繁杂，无法完全掌握。如今，没有人是通晓一切的专家。

许多书都研究了关于人体的某一个专业课题。而本书将当代人类生物学研究中并行的六个关键领域的新发现汇集到一起，以使我们能重新全面认识人体，不仅要理解新科学揭示了什么，还要理解这一切的意义所在。

这当然很难。由于知识变得如此繁杂，我们不得不像物理学家接受光被描述为波、粒子或数学符号一样，接受对自己身体的思考。同样，由于人体的复杂性超过了文字或图表所能描述的程度，因此教科书中的内容往往是不够全面或不够精确的。例如，我们对人体细胞的研究越深入，就越难确定细胞到底是什么。研究发现，遗传物质可以从一个细胞迁移到另一个细胞；某些物质可以在不同细胞之间传递；一些细胞还可以合并在一起，成为超级细胞。细胞分裂和细胞凋亡变得越来越难定义。如果连细胞都很难定义，那么看起来很简单的规则——生物体（除病毒外）是由细胞构成的——也变得不那么清晰。有时，人们对部分的了解增多，反而会导致对整体的理解减弱。

对于外星人来说，要了解足球比赛，发现足球只是一个起点。比赛还涉及一系列相关问题：球员的不同技能、他们使用的战术（造越位①）、点球大战、联赛积分榜、淘汰赛、球员转会市场、比赛电视转播权的销售、在学校操场上玩耍的孩子受到足球明星的影响、比赛后交通拥堵的连锁反应等。所有的人、事、物都是多面的——足球如此、蒙娜丽莎如此，我们更是如此。

但我们必须努力接受这一切。因为研究并不只是让我们了解到的人体机制知识的细节不断增多，就像教科书中越来越复杂的图表所描绘的那样。这些知识对我们如何看待自己以及我们对自己生命的理解也有巨大影响。例如，人们曾经认为人体内有四种体液——血液、黏液、黄胆汁、黑胆汁，而疾病是这四种体液失衡的结果。当然，关于疾病的原因，人们还有很多奇思妙想，但

①　造越位是足球比赛中的一种防守战术，指在进攻方传球前的瞬间，防守方球员突然全线压上，使目标球员处于越位位置。——编者注

直到19世纪60年代，人类发现细菌是由已存在的细菌产生的——最伟大的发现之一——才为我们科学认识人类生物学开辟了道路。如今，我们有了关于人类大脑和精神疾病的不同解释。

近年来，我们已经发现，即使是细菌也不能解释所有的致病原因。当体内的细胞失去控制并恶性增殖时，就会产生癌症。这使我们认识到很多可能导致健康问题的因素，如过度暴露于阳光下、辐射中、化学致癌物等，这些因素可能会使细胞产生癌变。一些过敏反应也与细菌没有什么关系。而对过敏的研究使我们产生了关于健康和疾病的其他想法，例如一些人认为童年时对微生物某种程度的接触可能很重要，能够增强我们机体的免疫力，即所谓的卫生假说。对不同疾病原因的了解，明显地给我们提供了新的医学认知，但也影响了我们对身体和环境关系的看法。例如，较新的研究发现，长期暴露于阳光下可能是有害的，而从小生活在农场可能是有益的。

科学对我们的影响也超出了疾病治疗范畴。例如，以进化论为基础研究人类起源可以发现，人类基因组与黑猩猩的基因组相似度极高，甚至与果蝇的基因组相似度也较高，这些发现将我们与地球上的其他生命联系在一起。更实际的是，对激素的了解会影响我们对青少年的态度，而对创伤和贫困影响的了解会影响我们处理犯罪的方式。科学对内心真实感受的描述几乎影响了我们生活中的每一个方面。

爱丽丝（化名）在5岁的时候就失去了母亲。她的母亲因心脏病突发而去世。在20世纪八九十年代的成长过程中，爱丽丝受到了各种广告的轰炸，有些广告产品号称有助于降低胆固醇，可以避免心脏病发作（实际上，这些广告产品毫无用处）。爱丽丝时常担心自己会英年早逝，变得很焦虑。

一天，一家她从未去过的医院给她寄来了一封信。信中谈到了她的一位亲戚的病历。这位亲戚此前也曾心脏病突发，然而，他幸运地活了下来。但是，由于在同一个家族中有两人都突发过心脏病是罕见的，医生仔细研究了可能的原因。很明显，这两人心脏病突发以及同一家族中的其他疾病问题，几乎可以肯定的是与基因变异有关。医生通过分析爱丽丝亲戚的血液，发现了一个特定的突变基因。于是，医生来信询问爱丽丝是否想知道自己有没有遗传这个突变基因。

因为科学细节的模糊（现在也是如此），爱丽丝难以做出决定。她并不清楚自己家族遗传基因所造成的风险的大小。医生已经在有心脏问题的人中发现了相关基因的几种不同突变，但尚不清楚每种突变的相对风险——一些突变必然比另一些突变更危险。尽管存在不确定性，爱丽丝还是进行了基因测试。在那家医院采集血样的几天后，她打电话得知了结果——她很健康，极不可能重蹈自己母亲命运的覆辙。突然间，她生命中的巨大桎梏消失了。由此，爱丽丝的生活突然发生了变化。她不再日复一日地担心自己应该或不应该吃什么。更重要的是，她与家庭成员的关系发生了变化，甚至改变了她对生孩子的担心。现在她已经人到中年了。如果早点知道这一切，她会不会做出什么不同的生活决定呢？

新科学不可避免地改变了我们看待生活的方式，类似的情况会越来越多地出现。然而，现在很多新的科学理念尚不为大众所知，而只在研究实验室或举行科学会议的场所中被讨论。我希望，这本书能把这些科学中最重要的信息带到大众视野中。

举个第三章里将会充分探讨的例子，让我们再来思考一个关于细胞的新发现。也许从表面上看，关于细胞基本性质的基础研究，似乎不太可能致使我们的生活或社会出现重大或艰难的困境。但我认为它会。

神经元显然不同于免疫细胞，而这两种细胞都不同于肾细胞或心脏细胞。但所有这些类型的细胞——神经元、免疫细胞、肾细胞和心脏细胞——都只是非常粗略的描述词。细胞生物学的一个迷人的新领域的建立，是基于这样一种观点：在微观层面上，每一个细胞都有自己的独特性，受到其位置、年龄、激活状态、它在人体内的历史以及与其他细胞的互动情况的影响。一项与人类基因组计划同样雄心勃勃的全球项目——人类细胞图谱计划——正在进行中。该项目会聚了1万多名科学家，对人体的37万亿个细胞进行识别和分类。通过深入比较单个细胞——分析其中的基因被激活的程度，每种蛋白质副本的数量等——凭借着前所未有的细节信息，我们可以对每个细胞进行分类。监督该项目的一些人，希望通过对人体细胞进行如此大规模的仔细检查，我们可以建立一个人类细胞周期表——将每个细胞的差异放在一张图表中，更好地理解它们的多样性。他们认为，无论这个特定的目标能否实现，该项目都将让人们更深入地了解组织和器官的构建方式，一些细胞源自身体的哪些其他细胞，以及细胞出现什么问题会导致疾病。令人激动的是，该项目团队已经在人体中发现了前所未知的细胞：一种新型的免疫细胞和肺部内壁的一种新细胞。

目前，人们通常通过血细胞指数来评估一个人的健康——简单地计算血液中血小板、红细胞或白细胞的数值。但在不久的将来，在人类细胞图谱计划和相关研究的基础上，我们将能够非常详细地评估一个人血细胞的类型、状态和历史。这对白细胞尤其重要，白细胞是无数不同类型的免疫细胞的总称，我们已知它们的具体特征在不同人之间会有巨大的差异。医院病理学实验室对疾病进行分类时，常规采用的组织活检染色技术，虽然有着100多年的历史，但仍可能会被更深入的分子水平分析所取代。总之，这些分析将使我们对疾病状态的诊断达到前所未有的程度，也将使我们能够预测一种特定的药物是否可能有效或可能导致毒副作用。

从表面上看，这都是非常好的消息，但仔细检查人体细胞的巨大多样性带来的影响远远超出了医学的范畴。随着我们掌握越来越多的人体细胞的组成和状态信息，我们将建立起一系列用于衡量健康的新指标。而这正是事情变得令人不安的地方。医学界将被要求定义这些细胞的普遍性和特性的"正常"数值范围，这反过来会导致细胞特性数值不在这个数值范围内的人被归类为"不正常"。很多人熟悉体重指数的概念，它是由人的体重和身高得出的数值，用于将人归类为低体重、正常体重、超重或肥胖。随着定义人类健康状况新指标的出现，将出现一大堆新的方法来把人归类为正常或不正常。如果测量的指标足够多，所有人都会有不合格的指标。这种分类方法会对健康保险的保险费有明显的影响，更重要的是，它会影响到我们的心理：无论是在个人的自我意识方面，还是在对人类多样性的看法方面，这种分类都会让人深感不安。

也许有一天，我们都会对衡量健康的标准变得无动于衷，但到目前为止，很多人还没有做到这样。事实恰恰相反，比如，许多人背负着肥胖标签带来的"包袱"。不知何故，瘦意味着吸引力、自制力甚至一种优越感。随着我们越来越多地发现自身与他人的差异，什么是和什么不是健康的标志变得越发难以理解。或者什么情况需要医疗干预，什么情况不需要。许多疾病已经很难定义。例如，一个人表现出一系列特殊的行为特征，被诊断为精神分裂症或自闭症，但没有明确的界线划分，使我们能够评估一个人的行为，并能够断然指出界线的这一侧是正常的，那一侧是不正常的。

正如那些着手研究原子性质的物理学家在不知不觉中改变了炸弹的性质一样，任何从事有关人体基础科学研究的人，无论他们是否有意，都有可能改变社会。这并不是说应该停止研究，也不是说包括我自己在内的参与这项工作的科学家，直接参与了一些破坏性的工作；而是说，随着关于人体如何运作的新科学的开启，其影响是巨大的，甚至是爆炸性的，并且在未来一段时间内将一直如此。

在这本书中，我希望我们能反思一下自己身处的位置：既让自己沉浸在这一切的辉煌之中，了解我们是如何实现我们所知的一切的——但也要深入思考所有这些新发现对我们生命的意义。我不惧怕猜测它们可能导致的结果，必要时，我将勇于挑战它们。

在其他的科学工作领域，我们正在从太空收集令人眼花缭乱的图像，将水下无人机沉入海洋深处，挖掘地球的历史和史前文明，并试图厘清人类的政治、经济等社会制度的内部运作。但我认为科学进步最快之处，以及可能对我们的生活产生深远和根本影响之处，就在于人体的新科学。人们在几十年前做梦也不会想到我们今天理解和控制人体的方式。随着越来越多新发现的诞生，未来世界可能会比科幻小说中的预言更精彩。

目录

第一章

—

超分辨率细胞

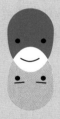

观看先于语言。儿童先观看，后辨认，再说话。

——英国作家约翰·伯格（John Berger），

《观看之道》（*Ways of Seeing*）

　　1665年，30岁的英国科学家罗伯特·胡克出版了世界上第一本关于显微术的图画书《显微图谱》（*Micrographia*）。[1]英国日记作家塞缪尔·佩皮斯（Samuel Pepys）将其誉为他"读过的最精妙的书"。[2]在书中，胡克首次展示了各种日常物品极度放大后的详细图像，包括出乎意料圆滑的针尖、如山脉一样起伏不平的剃须刀刀刃和如同怪兽一般体型巨大的跳蚤。[3]在一片薄薄的软木中，放大的图像显示了许多盒状结构。这种结构让胡克联想到了修道院里简约的卧室，于是他将其命名为"cell"①。三年后，荷兰纺织品商人安东尼·列文虎克（Antonie van Leeuwenhoek）造访伦敦，或许是因为他读到了胡克的书，于是他着手制作了自己的显微镜，后来，事实证明，他制作的显微镜比胡克的更好。1676年，列文虎克用自制的显微镜在一滴水中观察到了肉眼看不到的微小生物体——细菌。一年后，他在用显微镜观察精液样本时，又有了一个重大发现：精子。[4]

　　当时和现在一样，显微镜揭示了人们以前根本不知道的世

---

① 　英语"cell"一词原指修道士或修女住的小房间，中国清代翻译家李善兰将其翻译为"细胞"。——译者注

界。因此，改进显微镜以探察更微观的细节，是获得新发现的可靠途径。但在1872年，德国物理学家恩斯特·阿贝（Ernst Abbe）证明了显微镜的能力是有限度的。[5]无论制作工艺有多精良或光学镜片排列得有多完美，都无济于事。阿贝的数学分析表明，即使是组装得完美无缺的光学显微镜，也不可能无止境地放大，这是因为光在遇到障碍物边缘时会发生播散现象，即光的衍射。任何显微镜所能达到的最高分辨率为可见光波长的一半左右，大约200纳米（200×10^{-9}米），相当于人类一根头发丝的千分之一。[6]如此微小的长度已经令人难以想象，但仍存在很多比这更微小的神奇而重要的生物，例如蝴蝶翅膀内呈现彩虹色的结构、已经令3500万人丧生的艾滋病病毒（HIV）等。尽管困难重重，一些科学仪器仍能检测到这些生物，但在当时，没有一种仪器能够对活体或标本进行观测。例如，人们使用电子显微镜观察标本时，需要将标本浸泡在化学溶剂中，然后放置在真空皿内。[7]光控显微镜可以让我们直接观察到活体细胞内部的变化过程，而要想在超过某一限度后进一步观察，阿贝定律似乎成了一个不可逾越的障碍。在阿贝生活和工作过的德国耶拿市，阿贝定律以数学符号的形式刻在了阿贝纪念碑上。

但是现在，随着一系列巧妙的发现，我们能够以阿贝预测的可能值的十分之一的量级进行观测。因此，基于微观层面的新人体解剖学的发现在全球迎来了复兴，我们不得不重新思考生物学的基本单位——细胞——到底是什么。

这一系列巧妙发现的故事始于日本科学家下村修（Osamu Shimomura）和他对水母的浓厚兴趣。

下村修是"一位安静而杰出的研究者"，[8]20世纪60年代，他和妻子明美一起在普林斯顿大学工作。几乎每年夏天，他们都会到弗赖迪港收集水母，该港位于西雅图以北约90英里[①]处的圣胡安群岛。

> 我们从早上6点到8点收集水母，快速吃完早餐后，我们开始切下水母的伞状部分，一直工作到中午。整个下午，我们都在做这项工作。晚饭后，从19点到21点，我们继续收集水母，捕获的水母被保存在水族箱中，供第二天使用。[9]

他的儿子下村孜（Tsutomu Shimomura）和女儿下村幸子（Sachi Shimomura）也会帮忙，但他们通常不会像自己的父母那样早起。[10]当地人有时会好奇，这一家人拿着渔网和水桶，捞这么多水母是要做什么，便会问："你们是怎么烹饪水母的？"

---

① 1英里 ≈ 1.6千米。——编者注

1955年，有人观察到这些水母在其伞状身体的边缘会发出绿色的光芒。[11]下村修想要了解水母发光的生物过程。至少在开始时，他对自己的工作还没有任何实际应用的想法。他只是对一些动物的发光方式感到着迷。各种生物——包括萤火虫、线虫和深海鱼——都利用光来吸引配偶、警告捕食者并以我们无法理解的方式进行交流。人们还会惊讶于生物的颜色：人们发现飞鼠在紫外线下会发出粉红色的光芒，但没有人知道其中的原理和原因。[12]下村修便想了解这种情况发生的基本原理。[13]

下村修的成功部分归功于他解决问题的特有方法。他不是从书本和科学论文中寻找合适的方法，而是从零开始设计了自己的研究程序。例如，他不会使用实验室用品商店里碰巧在出售的过滤器，而是会考虑哪种织物过滤效果最好，无论这种织物在哪里，他都会努力把它找到。他的女儿幸子回忆说，她的父亲经常在一家五金店里闲逛，寻找可以在实验室里发挥作用的东西。他用牙线在金属线框上编织，做成家人用来收集水母的浅浅的浸网。他的水母切割机基本上是用果汁搅拌器制成的。[14]下村修经常强调这是一种重要的精神：年轻的科学家需要学会如何学习，而设计自己的研究程序是实现这一目的的一个重要途径。

这种对科学的态度来自他的成长经历。他的家庭搬过几次家。下村修的学校教育由于军事演习而频繁中断，后来他完全放弃了。当原子弹被投下时，16岁的他正在离长崎只有15千米远的一家工厂里工作。他目睹了两架B-29轰炸机投下了无人的降落伞，正如他在自传中所回忆的那样，"透过小窗户一道强烈的闪光迎面而来。然后，大概在闪光后40秒，我们听到了一个巨大的声音，感觉到了气压的突然变化。"[15]那天，在他回家的路上，下起了黑雨。一到家，祖母就给他洗了个澡，这可能使他没有因核辐射而中毒。[16]在第二次世界大战期间的日本长大的下村修成了一个坚强、独立和机智的人。[17]

最终，下村修通过比较水母细胞的提取物，从中寻找任何显示光学活性的物质，确定了两种使水母细胞发光的蛋白质分子。一种在有钙的情况下发出蓝光，另一种则吸收蓝光并发出绿光。[18]在显微镜观察中发挥了关键作用的正是第二种蛋白质，后来被命名为绿色荧光蛋白（GFP）。[19]

然而，直到几年后——准确地说，是在1989年4月25日午后的一次讲座中——在哥伦比亚大学工作的马丁·查尔菲（Martin Chalfie）在这次讲座中听说了下村修的工作，绿色荧光蛋白的故事才开始了新的篇章。[20]随即，查尔菲开始想象这种绿色发光的蛋白质如何在其他动物的细胞内运用——特别是他正在研究的一种小线虫——以突出显示特定类型的细胞或细胞内某些分子的位置。[21]在谷歌和维基百科还未诞生的时代，为了能尽可能地了解一切信息，第二天，他花了一整天的时间到处给人打电话。[22]

查尔菲必须致电的其中一人是美国伍兹霍尔海洋研究所的道格拉斯·普拉舍（Douglas Prasher），当时普拉舍正在努力确定携带生产绿色荧光蛋白的指令的基因。普拉舍同意在分离出基因后将其寄给查尔菲，但之后不久他们就失去了联系。后来，查尔菲去休假了。由于无法联系到查尔菲，普拉舍认为他已经完全离开了科学界。而查尔菲由于一直没有收到普拉舍的消息，以为普拉舍未能成功分离出该基因。直到1992年，查尔菲偶然读到了普拉舍的一篇科学论文，文中说他已经分离出了携带生产绿色荧光蛋白的指令的基因。[23]查尔菲再次联系上了普拉舍，普拉舍给他寄来了基因标本。

在查尔菲的实验室里，他们发现水母的基因确实可以被重新配置，让细菌或线虫发出绿色的光芒。[24]第一个观测到绿光的人是一位博士研究生，26岁的吉娅·奥伊斯基兴（Ghia Euskirchen）。细菌的绿光是如此微弱，以至于查尔菲的实验室显微镜无法发现它。幸运的是，她在另一个实验室的显微镜上反复检查，发现她的实验成功了。

现在，基因可以在物种之间转移已经是公认的事实——因为基因的基本化学物质在地球上所有生物中都是一样的——但是只需要一个基因就可以使生物体发出绿色的光芒，这是一个重要的发现。可能的情况是绿色荧光蛋白只能与其他一系列蛋白质协同工作，而这种蛋白质只存在于特定的水母中。查尔菲的实验室首先将这些结果发表在了1993年10月的《蠕虫繁殖公报》（*Worm Breeder's Gazette*）上——这并不是一份被广泛阅读的出版物，当然也不是通常意义上的范式转变新技术的来源。[25]文章写道："关于如何使用绿色荧光蛋白，我们有很多的想法，而且我们猜测，其他人会有更多的想法。如果你对获得绿色荧光蛋白基因感兴趣，请来信……我们想知道你打算怎么做，但这并不是必需的条件。"不久之后，1994年2月，他们的成果发表在了权威期刊《科学》（*Science*）上。[26]

最终，绿色荧光蛋白将被用于大量的实验中，以研究从酵母到人类的各种生物，但是当查尔菲第一次与大学同一系里的其他人讨论绿色荧光蛋白时，很少有人能理解它的科研潜力。查尔菲认为这可能是因为人们在第一次听到新事物时很难意识到它的全部重要性。[27]但有一个人确实很早就理解了这项成果，而且她无疑不止一次听说过它，那个人就是查尔菲的妻子——同为哥伦比亚大学教授的图勒·哈泽里格（Tulle Hazelrigg）。正是在哈泽里格的实验室里，她的团队实现了将绿色荧光蛋白变成如此有用的工具。她的团队通过将绿色荧光蛋白和另一种蛋白质的两个基因编码融合在一起，将绿色荧光蛋白连接到了另一种蛋白质上，使科学家能够用绿色荧光蛋白"标记"该蛋白质，从而检测其在细胞中的位置。这样一来，查尔菲的构想就实现了。绿色发光的水母蛋白成为在微观层面上观察生物的工具——因为任何特定类型的蛋白质都可以用绿色荧光蛋白标记并被观察到。[28]科普杂志《发现》（*Discover*）称其为生物学上的激光指示器。[29]

2008年，因为改进了绿色荧光蛋白的亮度，并开发了其他蛋白质以发出不同的颜色，下村修、查尔菲和加州大学圣地亚哥分校的钱永健（Roger Tsien）一起获得了诺贝尔化学奖。但是，诺贝尔委员会将普拉舍排除在外——根据该奖的规则，最多允许有三位获奖者。当普拉舍得知这个消息时，他正在美国亚拉巴马州亨茨维尔市的一家丰田汽车经销商处工作。他曾为伍兹霍尔海洋研究所努力争取研究经费，又在美国农业部工作了一段时间，然后在美国国家航空航天局的一个亨茨维尔承包商那里工作。之后，美国国家航空航天局的重点事项发生了改变，他的项目被关闭了。在经历了一年的失业和抑郁症之后，他最终接受了经销商的工作，这样他就不必搬到城里，而他读中学的女儿也可以不用转学。[30]当诺贝尔化学奖获得者每人获得几十万美元的奖金时，普拉舍的工资却只有每小时10美元。

查尔菲和钱永健联系上了普拉舍，并出钱邀请普拉舍携其妻子参加了在瑞典斯德哥尔摩举行的颁奖典礼。[31]两人在诺贝尔奖获奖演说中都提到了普拉舍的贡献。普拉舍和下村修一样，在三年的时间里，捕获了数以万计的水母。[32]普拉舍最终分离出了绿色荧光蛋白的基因，这无疑是将其作为工具使用的关键一步，但普拉舍并不嫉妒其他人获得了诺贝尔化学奖："我是否感到被欺骗或被忽略了？不，一点也不。我的研究资金用完了，而这三位科学家发现了这种蛋白质的用途，这才是关键所在。"[33]

谁也不可能知道对水母的研究为众多的生物学分支带来了如此有价值的发现。科学的突破是以各种难以捉摸的方式发生的。晚年的下村修曾表示，大约在1990年之后，在他曾经收集水母的水域，水母变得稀少了，可能是因为污染，也许是由于1989年美国阿拉斯加的埃克森·瓦尔迪兹号油轮泄漏事件。[34]如果水母在三十多年前就从那片水域消失了，他就不可能发现绿色荧光蛋白了。

如果下村修没有发现绿色荧光蛋白，那么美国密歇根州的一位中年便已退休的科学家，可能永远也不会在自己朋友的客厅里制造出一种突破性的新型显微镜。

埃里克·贝齐格（Eric Betzig）出生于密歇根州的安娜堡，他一直很强的动力去做一些有变革性的事情："我是看《阿波

罗》（*Apollo*）和《星际迷航》（*Star Trek*）长大的，我一直想做
一个曲率驱动器。"[35]在康奈尔大学攻读完博士学位后，贝齐格
进入贝尔实验室[①]工作，贝尔实验室以其积极进取的氛围而闻名，
晶体管和激光都是在这里被发明和改进的。[36]贝齐格在这里从事
显微镜的改进工作，但在贝尔实验室工作六年后，他感到了厌
倦。在他看来，他所研究的显微镜类型走进了技术上的死胡同，
他认为在这一领域里的其他人都在毫无依据地妄下结论。总之，
无休止的艰苦研究工作令他感到筋疲力尽。而且他能感觉到，资
助贝尔实验室的美国电话电报公司（AT&T）越来越不愿意在基础
科学上耗费巨资。1994年，怀着疲惫和失望，贝齐格辞职了。

贝齐格待在家里照顾女儿。不过，他还是无法将科学完全
从他的生活中剥离出去。一天，他用婴儿车推着女儿散步时，突
然有了一个关于新型显微镜的想法。他发表了这一想法，但没有
尝试制作他所构思的仪器，而是就此作罢。[37]1996年，他到父亲
的机床公司工作，该公司盈利状况很好。然而，在公司里，他开
始意识到在商业环境中设计新设备有诸多限制。一台新机器不光
要完成其特定的任务，而且还要做到质量、效益、安全兼备。他

---

① 贝尔实验室于 1925 年创办，前身为贝尔电话实验室公司，最初从事
　 电话交换机、电话电缆、半导体等电信相关技术的研究，是通信技
　 术、电子技术等重大发明的诞生地，是大型公司开展基础研究的典
　 范。——编者注

觉得自己并不是一个出色的商人，开始怀念有探索性的科学。于是，在2002年，他再次辞职。这时的他已经42岁，有两个年幼的孩子，没有工作，也没有职业规划，怎么看都不像是一个将要获得诺贝尔奖的人。

贝齐格重新联系上了在贝尔实验室时的一个朋友——哈拉尔德·赫斯（Harald Hess）。他们约好在美国国家公园见面，讨论生命的意义和自己一生中希望能产生的影响。贝齐格回忆说："我们意识到，虽然我们俩都不适合常规的学术体制，但我们都非常热爱科学，我们热爱自己不断追求的好奇心。"[38]贝齐格决定跟上最新的进展，当时，他读到的文章让他很兴奋，他意识到："哦，该死，我又得做显微镜了。"[39]

他发现令人振奋的是——"我被震惊得一个星期都合不上嘴"[40]——现在可以通过用绿色荧光蛋白标记来追踪活细胞内的单个蛋白质分子。正如他大约七年前所设想的那样，可以让显微镜观察到活细胞。于是，他与他的老朋友赫斯一起，开始制作显微镜。贝齐格回忆说，他们工作的地方是赫斯家的客厅。他们用上了一些旧设备，另外每人凑了2.5万美元购买了其他部件。尽管贝齐格已经失业两年了，而且不能保证显微镜的研制可以成功，但他的妻子理解并支持他这样做。[41]赫斯说，"这是一种执着……一个千载难逢的机会。"[42]你可以将这笔钱用于装修你的浴室，但用于制作显微镜要有趣得多。

他们的设备就放在客厅地毯的塑料垫子上，与放在纸板箱上的计算机相连。[43]他们重新燃起了在贝尔实验室时的强烈工作热情，不分昼夜地工作。有时，贝齐格在沙发上睡着了，赫斯就接着继续工作。虽然缺少正常的科研基础设施，但并不妨碍他们心无旁骛、全神贯注地做这项工作。他们的目标不外乎是制作一台能够打破阿贝定律——甚至是克服物理学基本定律的显微镜。

对他们的计划至关重要的是绿色荧光蛋白此前被发明出来的一种新版本，这种蛋白会在蓝光的照射下"开启"。[44]贝齐格和赫斯的伟大构想是：不将细胞持续沐浴在蓝光中，使整个细胞发出绿光，而是将细胞置于非常短暂的低水平蓝光中，这样只有少数绿色荧光蛋白分子会在同一时间被激活发光。概率决定了每次发亮的几个分子将彼此相隔很远，以至于每个分子都会显示为一个孤立的光点。根据阿贝定律，每个发光分子的图像会是模糊的，但可以推断出每个分子的确切位置就在其光点的中心。通过反复曝光，每次随机激活不同的分子，逐渐可以发现每个被标记为绿色荧光蛋白的分子的坐标。当使用计算机软件将其重新组合成一张图片时，细胞内所有被标记的分子的图像分辨率，将比用其他方式得到的图像分辨率要高得多。[45]

在赫斯的客厅里，研究进展神速，很快他们就制作出了一台原型机。但是为了用活细胞测试他们的显微镜，还需要一位生物学家的帮助。贝齐格将去美国国立卫生研究院做演讲，虽然演讲的主题与显微镜无关，但他知道有一位科学家一定会参加，那就是珍妮弗·利平科特-施瓦茨（Jennifer Lippincott-Schwartz），她可能会愿意提供帮助。利平科特-施瓦茨的研究领域是利用新型显微镜研究细胞，赫斯和贝齐格的技术所依赖的绿色荧光蛋白版本，就是由她团队中的科学家乔治·帕特森（George Patterson）开发的。[46]利平科特-施瓦茨回忆道，在贝齐格演讲的那天早上，有人打电话问她是否会来参加研讨会，因为演讲者贝齐格想请她参加。她本来没打算去，但还是同意了，而且因为听起来讲座像是和显微观察有关，所以她请帕特森和她一起去。由于听贝齐格演讲并不在自己原来的计划之列，她在去的路上对帕特森说："这个人最好足够优秀。"[47]

贝齐格开始演讲不到五分钟，利平科特-施瓦茨便意识到他不仅是优秀的，而且"是一个完全不同层次的科学家"。[48]演讲结束后，在午餐时，贝齐格向利平科特-施瓦茨和帕特森二人推销了新的微型计算机。利平科特-施瓦茨和帕特森简直把贝齐格和赫斯当作两个十年来没有发表过科学论文的疯子。但值得称赞的是——这也证明了贝齐格的自信和魅力——利平科特-施瓦茨和帕特森很热情。征得了她们的同意，贝齐格和赫斯收拾好东西，开始在美国国立卫生研究院的一个房间里重建他们的显微镜，据贝齐格回忆，这个房间跟赫斯的客厅比差多了。但显微镜研究成功了。贝齐格和赫斯发现，他们可以以前所未有的精确度确定活细胞中分子的位置。[49]

从开始制作显微镜，到证明其有效并获得足够的数据，到获得诺贝尔奖，他们花了六个月。贝齐格回忆说："我们知道必须加快进度，因为这个想法是成熟的，已经呼之欲出了。"[50] 他们抓紧时间是对的。哈佛大学的庄小威（Xiaowei Zhuang）——在中国，她接受的是为天才儿童开设的特别课程的教育——开发了一种非常类似的显微镜，只不过她使用了一种化学染料，而不是水母蛋白作为标签。[51]庄小威通过观察DNA隔离链边缘的染料，证明了她的显微镜运行良好。她的成果比贝齐格和赫斯的成果早了一天正式发表。[52]缅因大学的另一个研究小组也开发出了一个类似的显微镜。[53]

在德国哥廷根的马克斯·普朗克生物物理化学研究所工作的斯蒂芬·赫尔（Stefan Hell）也开发了一种新的显微镜，彻底打破了阿贝定律，但他的方法完全不同。赫尔在罗马尼亚出生和长大，1978年（他15岁），他随家人搬到德国。作为家里的独生子，大部分时间他都是与书为伴，他喜欢看电视上的科幻惊悚片，从小就立志要成为一名科学家。他后来写道，他在罗马尼亚长大，心中一直有一种感觉，这种感觉将被证明是有先见之明的——"被宣称且不断重复的事情不一定是真的"。[54]

赫尔很喜欢研究理论物理学，但由于他的父母在搬到德国后陷入困境——父亲的工作不稳定，母亲被诊断出患有某种严重的疾病——他认为自己应该努力赚钱。因此，在博士研究生期间，他在一家小型创业公司工作，开发辅助生产计算机芯片的显微镜。正如赫尔所预料的那样，这项工作很赚钱，但也很无聊。他认为显微镜物理学是19世纪的科学。谋生的需要和渴望从事具有科学挑战性的工作让他觉得难以抉择。为了寻求出路，他想知道在显微镜观察领域是否仍然还有一些重要的事情可以做。他想到了阿贝定律，并开始质疑它的科学性。

限制显微镜的关键问题，是由于光的波长原因，透镜无法将光集中到某一点之外。如果两个分子位于光线聚焦的地方，它们都会被照亮，而显微镜没有办法将它们区分出来。赫尔知道没有什么办法可以直接解决这个问题，但他认为一定有某种技巧可以绕开这个问题，就像直升机的飞行并没有改变重力，而是利用快速旋转的叶片获得升力来克服重力。多年来，他一直思考这个问题，研究了无数的教科书和科学论文，寻找可能可行的方法。[55]最终他有了一个绝妙的想法：与其改变照在标本上的光束的大小，不如尝试改变得到光的区域。

赫尔在芬兰图尔库大学实验室工作时，在一本量子光学书中读到的东西给了他所需要的重要线索：具有荧光能力的分子，如绿光水母蛋白，也可以通过用特定频率的光照射它们来阻止其发光。由于这一启发，他的绝妙想法随之而来。他要造一个显微镜，使用两束激光对准，在完全相同的地方射中样品，第二束激光有两个重要的特性：它可以被调谐来关闭荧光分子，而且它不是普通的光束，而是管状的光束，这样才能形成一个甜甜圈状或环形的斑点。[56]因此，当第一个激光器照亮细胞上的一个点，将其中的分子激活时，第二个激光器将关闭该点外缘的分子，这意味着光将只从正中央发出，而这束光会小于阿贝定律允许的值。[57]

1994年，赫尔首次发表了这一想法，将其命名为受激发射损耗显微术（STED）。[58]1999年，他和他的团队制造了一台这样的显微镜，并证明了它的有效性。[59]世界权威的科学杂志《自然》（*Nature*）和《科学》都拒绝发表赫尔的论文，理由是这一结果没有揭示任何新的生物学发现，因此没有发表价值。[60]这两本杂志都大错特错了。

2014年，贝齐格和赫尔获得了诺贝尔化学奖，同时获奖的还有斯坦福大学的威廉·莫纳（William Moerner），他研究了绿色荧光蛋白的特性，是第一个用光学方法检测单分子的人。[61]但是，由于诺贝尔化学奖最多只能颁给三个人，贝齐格的朋友赫斯不在获奖名单之列。[62]贝齐格在他的获奖演说中说道："获得这个奖项令我感到悲喜交加的是，赫斯没有与我一道站在领奖台上。[63]"2019年，贝齐格告诉笔者，赫斯就像一个"天使"，"他为我能获奖感到高兴，但若反过来，我不确定我能否像他这样大度"[64]。

他们获得的是诺贝尔化学奖，这也许令人惊讶，因为这些先驱者中没有一个是化学家。分子的特性——或许你愿意称之为分子的化学成分——是这些新显微镜能发挥作用的基础，但实际上这一伟大发现也离不开物理学、化学和生物学，更不用说计算机科学、数学和电子科学了，这些学科都是至关重要的。2015年，贝齐格在接受《纽约时报》（*New York Times*）采访时说：

> 你知道，我并不习惯于身份标签。我受过物理学训练，但不认为自己是一个物理学家。我得过一个诺贝尔化学奖，但我肯定不懂任何化学。我一直与生物学家一起工作，但我的任何生物学知识都是皮毛。如果要我定义我自己，那就是一个发明家。[65]

笔者是物理学博士，现在研究的领域是人类生物学，笔者同意贝齐格所说的身份标签往往没有用的观点。但贝齐格说的另一件事让笔者觉得特别有启发并经常思考。许多诺贝尔奖得主在获奖演说的最后，都会感谢一路帮助过他们的人。贝齐格也一样，他特别感谢了赫斯，而后他又继续说道：

> 最后我想说的……是关于冒险。我们总是被劝告要敢
> 于冒险，这没问题，但劝你的人都是那些因冒险而得到了回
> 报的人。除非你大部分时间都失败了，否则就不算风险。因
> 此，我真正想做的是，把我的演说献给所有各行各业中默默
> 无闻的人，他们赌上了自己的财富、事业和声誉，甘冒风
> 险，但还是以失败告终。我只想说，他们应该记住，奋斗本
> 身以及知道自己为使世界变得更美好而付出一切的满足感才
> 是给自己的回报。[66]

笔者坐在一个黑暗的房间里，温度控制得很好——因为环境
中不能有任何波动。显微镜本身就占满了两张大桌子。一张桌子
上是显微镜的主体，因为它包括一个将其与房间里的环境振动隔
离的气动系统，所以特别笨重。为了在纳米级层面上观察自然，
一切都需要在纳米尺寸上保持稳定。桌子边上堆放着一些金属盒
子，里面放着激光器及其电子控制装置，它们通过光纤将光导入
显微镜。笔者很少需要用显微镜的双目镜往下看，因为需要观察
的东西会显示在笔者面前的一个电脑屏幕上。旁边的另一块屏幕
显示了滑块和下拉菜单的图形，用于调整激光器的功率、光探测
器的灵敏度、像素大小、激光器扫描样品的速度、扫描样品的次
数、物镜为捕捉不同深度而移动的距离、针孔大小等。直观是该

激光器在营销时的亮点，但你需要一些时间来适应它。你还必须把它与显微镜结合起来，调整各种元素的位置，让一切都完美合拍，就像想象中，电子音乐家对他们的音频采样器和合成器要进行各种调整，才能获得完美的声音。对于从来没有使用过超分辨率显微镜的人来说，这种体验是无法想象的。在田野、森林或小径上散步，使我们接近大自然，但在一个空气几乎不流通的黑屋子里，我们见证了自然最深的秘密。

　　笔者的实验室获得的超分辨率图像，是来自患有一种名为白细胞异常色素减退综合征（Chediak-Higashi syndrome）的罕见遗传疾病的患者，这带来了治疗的新思路。患有这种综合征的儿童无法抵抗通常情况下很容易处理的感染，而且往往会早夭。在正常情况下，免疫细胞通过向变异细胞——包括癌细胞或被病毒感染的细胞——分泌有毒的酶来杀死它们。这些酶储存在免疫细胞内的小液滴内，被称为细胞颗粒，每一颗都被一层薄薄的脂肪分子包围着。当免疫细胞遇到病变细胞，如癌细胞或被病毒感染的细胞时，从免疫细胞表面突出的受体蛋白能检测到病变细胞外层的分子，将其识别为一种威胁。然后，免疫细胞会为其贴上病变细胞，与其建立紧密的表面接触。一旦免疫细胞就位，含有毒性酶的细胞颗粒需要大约一分钟的时间聚集在免疫细胞的边缘，紧挨着病变细胞，并在那里暂时停顿。然后，在一个尚不完全清楚的过程中，其中一些细胞颗粒与免疫细胞的外缘融合（细胞颗粒的涂层和整个细胞的表面是由类似的脂肪分子组成的），这样它们的内容物——致命的酶——就从免疫细胞中被排出到病变细胞上。在几分钟左右的时间里，病变细胞会明显隆起并冒出气泡。不太容易直接观察到的是，病变细胞的蛋白质和遗传物质被切碎和分解了。死亡细胞的残余物随后被另一种免疫细胞吞噬，并在免疫细胞内被进一步分解，其化学成分会被重新使用，就像人们被埋葬时，人体的分子可以被土壤中的生物体重新使用一样。

但是对于患有白细胞异常色素减退综合征的儿童，这一过程不起作用。因此，我们与位于贝塞斯达的美国国家过敏和传染病研究所的波兰科学家康拉德·克泽夫斯基（Konrad Krzewski）合作，在实验皿中故意使免疫细胞中已知导致白细胞异常色素减退综合征的基因发生突变，并用超分辨率显微镜进行观察。我们希望了解这种基因突变如何改变了免疫细胞，来解释为什么患有这种综合征的儿童特别容易受到某些类型的感染。

我们发现，经过基因改变的免疫细胞内部的有毒酶比正常情况下要大——大约是正常情况下的两倍。由于它们仅仅是因为体积太大，无法通过结构性的网状结构——有点像网球拍的线——该网状结构位于细胞表面之下，使细胞具有形状，因此无法对病变细胞发起攻击。[67]这确实可能是患有这种综合征的儿童不能很好地应付某些类型的感染的部分原因，因为他们的免疫细胞不能顺利地发起适当的攻击。

这又使我们想到，如果能找到一种打开网状结构的方法——就像增加球拍线与线之间的孔径——也许能够恢复受影响的免疫细胞杀死病变细胞的能力。[68]笔者知道有一种用于治疗某些类型的癌症患者的药物——沙利度胺，恰恰可以做到这一点，因为笔者父亲就是靠它才幸免于死亡。这种药物也是世界上最糟糕的医疗悲剧之一的罪魁祸首。

使用沙利度胺帮助孕妇解决晨吐问题，导致了成千上万的婴儿出生时四肢没有发育完全，还有一系列其他畸形。其中约有一半的婴儿后来早逝。没有人知道这种药物引起了多少流产。富有同情心和良知的医生们不得不照顾"沙利度胺儿童"，他们曾一度认为沙利度胺会有用，于是建议孕妇使用这种药物。[69]不过，据观察，沙利度胺对各种疾病确实也有一些积极作用，包括麻风病和癌症。美国新基医药公司（Celgene）把沙利度胺化学结构中的一个氮原子替换成了一个氧原子，研制出了一种更安全的沙利度胺衍生物，即在售的雷利米得（Revlimid）。笔者父亲患有多发性骨髓瘤，多年来一直服用这种药物。我们并不完全了解它的作用——沙利度胺及其衍生物在体内有许多影响——但正如我们在自己的实验室里发现的那样，它确实有一个作用，就是促进免疫细胞结构网的打开，使免疫细胞更容易杀死癌细胞。[70]

2013年9月，在德国海德堡举行的一次科学会议期间，笔者和克泽夫斯基在酒店的酒吧里第一次聊到了白细胞异常色素减退综合征。科学会议上一些有价值的会面往往是非正式的。他正在研究这种疾病，而笔者的实验室拥有使用超分辨率显微镜观察免疫细胞工作的专业知识。虽然一开始，我们没有任何明确的计划，但我们似乎应该通力合作。当时，笔者的实验室里有一位波兰研究员阿尼娅·奥兹米亚娜（Ania Oszmiana），她也在那次会议上出现。她和克泽夫斯基有着共同的语言和文化，这可能有助于研究的进展——科学家之间的融洽关系和一个好的想法至少一样重要。最终，我们决定测试用于治疗笔者父亲癌症的药物是否也能帮助患有白细胞异常色素减退综合征的儿童。后来，阿尼娅·奥兹米亚娜基于使用超分辨率显微镜的其他工作，取得了博士学位。当我们制订出一套明确的实验方案时，她已经离开我的实验室，在澳大利亚工作。接下来的实验是由笔者团队中的一名埃塞俄比亚学生梅齐达·赛义德（Mezida Saeed）完成的。[71]

直接给患有白细胞异常色素减退综合征的儿童服用药物是不可能的，此外，我们也不能故意让他们染上病毒以观察他们的情况。所以，我们只能从他们的血液中分离出免疫细胞，并测试加入沙利度胺衍生物是否能挽回免疫细胞在实验室中杀死病变细胞的能力。在某种程度上，答案是肯定的。这不是一个医学上的突破，因为我们没有在动物或人类身上进行任何实验，而且这种药物还可能会有有害的副作用。但在科学意义上，这是一个有益的进步——了解一种疾病，以及可能的治疗方法——而这一切都是由于有了超分辨率显微镜。

笔者认为，超分辨率显微镜有两种用途。最常见的是用于笔者刚才所描述的情况，即研究我们已经知道的重要过程——在这种情况下，有毒蛋白质如何从免疫细胞中出现以杀死病变细胞——揭示出关键的新细节。但是，另一种使用超分辨率显微镜的方式更类似于1665年胡克使用显微镜的方式，即探索自然，而不是去观察任何特定的东西。使用超分辨率显微镜来观察细胞或细胞组合，可能会发现一些全新的东西。也许会发现一个细胞的新部分，或者见证两个细胞意想不到的相互作用。这两种用途——挖掘已知机制的细节和开放式的探索——都至关重要。但正是第二种用途带来了最神奇的发现灵感。

在贝齐格和赫斯把显微镜从赫斯家的客厅搬到珍妮弗·利平科特-施瓦茨的实验室后，她和她的实验室团队是第一批使用这台显微镜的细胞生物学家。利平科特-施瓦茨的整个职业生涯都在使用新技术来了解细胞，并且非常熟悉人们第一次看到意想不到的东西时经常发生的情况：别人不相信你。在获得了哲学和心理学学位后，她对人们为什么会有这样的反应进行了大量的思考——要怎样才能改变别人的认知。她知道科学界对任何新事物达成共识都需要时间，于是在面对批评时，才会有坚持下去的力量。[72]

　　1998年，在超分辨率显微镜还没建成之前，在一次著名的科学会议上，利平科特-施瓦茨展示了由一系列间隔几秒拍摄的显微镜图像组成的短片，当时这还是一件新鲜事，揭示了蛋白质分子如何从细胞内一个特定的位置移动到另一个位置。[73]以前人们根据间接证据认为，被称为囊泡的小袋子携带着这些蛋白质，将它们从一个地方运送到另一个地方，但利平科特-施瓦茨的短片显示了不一样的直接证据：管状结构在运送蛋白质，没有看到小囊泡。不过，观众中有人并不相信她的短片，而是问：小囊泡在哪里？观众中还有人提出，之所以看不见小囊泡，是因为她的显微镜根本无法检测到它们。不用说，利平科特-施瓦茨被证明是正确的——许多方法最终都证明了，根本不存在什么看不见的囊泡——但需要一些时间才能转变其他人的思维。当被问及坚持开创性研究的动力时，利平科特-施瓦茨回答说："我不喜欢做没有意义的事情。"[74]

　　2016年，利平科特-施瓦茨的团队使用超级分辨率显微镜观察到了细胞内制造和处理蛋白质的精细结构，将其称为内质网（ER）。[75]人们曾经认为，这个填充了细胞很大一部分的结构是由片状和管状的膜组成的。但事实证明，这种观点也并不正确。利平科特-施瓦茨的团队发现，所谓的膜片实际上也是管状结构，它们如此密集，以至于在普通显微镜下观察时，它们看起来就像一片片平整的膜。没有任何迹象表明情况会是如此。这是一个完全意想不到的发现。超分辨率显微镜为我们提出了一个新的挑战：理解这一发现的意义。密集的管状结构可能会增加灵活性，这在细胞移动时可能很重要。或者管状结构可能会提供更大的表面积，以更好地储存或促进反应。但到目前为止，这些还未被证实。

通过超分辨率显微镜，在轴突内部还发现了另一种新结构，轴突是连接我们的神经元和其他细胞的细长突起。与贝齐格同时开发出超分辨率显微镜的庄小威，利用这项新技术发现了一系列衬托轴突表面的环状结构。[76]这些环状结构如此紧密，以至于通过普通显微镜观察时无法看到它们，这就是它们之前没有被发现的原因。[77]从那以后，这种被命名为"膜骨架"的结构，已经在包括各种动物的神经元在内的每一种神经元的轴突中被观察到。[78]和上次一样，没有人想象到这种结构的存在，我们现在需要了解这种结构的作用。也许在人的一生中，它赋予轴突自身生存十分重要的力量。或者它可能在沿轴突长度的电脉冲传输中以某种我们尚不了解的方式发挥作用。[79]

用这些新的显微镜探索细胞，就像戴上一副新的眼镜一样。你能观察到一些前所未知的细节。目前，这项技术仍然是如此之新，以至于人们还在依靠它发现大量的新东西。最诱人的发现之一——根据新的显微镜和其他技术中积累的证据——细胞会放出小袋的遗传物质和蛋白质，作为与其他细胞交流的手段。早在1983年，就有研究表明，细胞会抛出以膜封闭的囊泡。[80]但起初，大多数科学家认为这些是小的"垃圾袋"，用于带走细胞不再需要的生物成分。然而在1996年，人们发现囊泡有能力提醒免疫细胞注意出现的问题，如病毒感染。[81]此后在2007年，瑞典哥德堡大学的一个团队证明了，囊泡也携带了遗传物质。[82]这意味着细胞能以蛋白质和遗传物质束的形式向其他细胞发送极其复杂的信息。工具和信息的共享也许有助于在我们的器官和组织中建立综合的细胞社区。[83]从哲学上讲，细胞之间的这种复杂整合可以被认为是对细胞是什么的核心学说的挑战。如果一个细胞与另一个细胞的任何数量的成分都可以在物理上共享，那么这个细胞的个体性就不那么明显了。

撇开这个没有简单答案的争论不谈，我们现在知道，细胞至少可以发射出两种类型的囊泡。一种是微囊泡，像花蕾一样在细胞表面形成，而另一种是外泌体，在细胞内组装。然而，这些只是宽泛的描述词。就像我们提到免疫细胞和神经元时一样，实际上体内有许多不同类型的免疫细胞和神经元，在这两类细胞中无疑有许多不同种类的囊泡。从细胞中释放出来的小囊泡的种类，以及它们在体内的作用，仍在探索之中。有些囊泡可能是长期存在的，并通过血液循环以影响远处的组织或器官，而其他的囊泡可能会分解和释放。在特定情况下，囊泡甚至可能在人与人之间传递。

令人惊讶的是，人类的母乳含有囊泡，其中包裹着近2000种不同的蛋白质。[84]人们已经在其他情况下对这些蛋白质中的部分蛋白质进行了研究，发现它们可以调节细胞生长并影响免疫系统。这使人想到，母乳中的囊泡可能有助于婴儿肠道和免疫系统的发展。但极其重要的一点是，这只是一个想法，而且是一个尚未被证实的想法，任何人都不要因此而影响到关于母乳喂养或使用配方奶的决定。

囊泡也可能在疾病中发挥作用。例如，有证据表明，囊泡可以促使脂肪沉积（斑块）在动脉中堆积，这反过来又会导致威胁生命的问题，如心脏病突发或中风。[85]其他类型的囊泡可能对癌症在体内的扩散至关重要。例如，来自乳房的原发肿瘤的囊泡可以进入血液并在身体的其他地方着陆，如肺或肝脏，然后它们在那里卸下货物，让那里成为诱发癌症的位置。[86]因此，可以想象，抗癌新药可以通过阻断囊泡的生成、移动或活动而发挥作用。然而，在短期内，最有可能被证明的是囊泡在诊断疾病方面的作用。例如，从血样中分离出的囊泡可能被用于分析人的健康状况，评估患者的癌症类型，等等。最终，囊泡也可以直接作为药物递送系统加以利用。例如，囊泡可以被用来将基因编辑工具送入细胞——我们将在后文讨论这个问题。

细胞经常被说成是生命的基本组成部分。但这让人联想到细胞就像积木一样的形象。多亏有了超级分辨率显微镜和其他技术，我们现在可以发现，如果把细胞比作积木，那这块积木不仅可以改变大小和形状，有能力移动、繁殖和杀死其他受损的积木，还能发送小的信息包，改变远处积木的性质。可以这样说，积木——或由我们制造出的任何其他东西——和生命毫无相似之处。

就像塞缪尔·佩皮斯熬夜阅读胡克的《显微图谱》一样，笔者对本章中介绍的关于细胞的新观点感到欣喜。它们揭示了人体的复杂性，远远超出了我们在没有超分辨率显微镜和其他工具的情况下可能想象的范围。这些细节是神奇的，也是令人折服的。但是，当笔者意识到在体内不知不觉中发生的一切时，笔者发现它们的存在是令人不安的。本章所述的发现将我的这种感觉提升到了一个全新的水平。

这个新世界——纳米级的人体解剖学——不是由政府或公司战略引领的，而是由几位具有远见卓识的"斗士"开辟的，由全球其他成千上万的科学家共同建立的。他们发明了新的仪器，让我们比以前更清楚地看见自己。这项技术还在持续改进。其他新的显微镜也正在研制中，将使我们能够看到更多微小的细节。新的奇迹将被发现，从而影响我们的生活，在创造全新的医学类别方面尤其如此。"斗士"种下的树，将在未来几十年里结出果实。

第二章

—

人类的起点

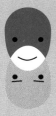

我的出生引起了全世界的轰动，并引发了各种道德和宗教争论。

——路易丝·布朗（Louise Brown），《世界上第一个试管婴儿

的成长》（*My Life as the World's First Test-Tube Baby*）

2006年，玛格达莱纳·泽尼卡-戈茨（Magdalena Zernicka-Goetz）做了一次基因测试，结果显示她的胎儿可能携带了一种异常基因：2号染色体的一个额外拷贝。这条染色体约占人类基因组的8%。如此多基因的额外拷贝可能对胎儿的健康和发育产生各种影响，包括增加怀孕后期流产的概率。至关重要的是，经过测试表明，这个胎儿并非所有的细胞都可能带有这个额外的2号染色体副本；从胎盘提取的细胞中，大约有四分之一的细胞显示出这种异常。她回忆说："作为一个女人，我想要相信有希望；作为一名科学家，在这一领域工作的直觉告诉我，可能真的会有希望。"[1]

泽尼卡-戈茨在波兰华沙出生和长大，曾经梦想追随自己父亲的脚步成为一名神经科学家。但在19岁时，她参加了波兰知名科学家安杰伊·塔科夫斯基（Andrzej Tarkowski）的讲座，这改变了她的一生。[2]他坐在讲台的前面，没有用幻灯片，只是在讲述如何控制胚胎的故事……（这很神奇）。[3]从那时起，她便立下了研究胚胎发育的志向。很少有生物系统能像人类的起源一样对我们如此重要。在科学上，胚胎研究一个特别优雅的地方在于，在观察任何其他活体组织时，你很难了解它的历史——每个细胞经历了怎样的旅程才达到目前的状况，变得如此复杂——但研究胚胎时，你是从一切刚开始的地方出发的。

在华沙大学获得博士学位后，泽尼卡-戈茨一直和她的导师塔科夫斯基一起研究胚胎，1995年，她到剑桥大学工作。[4]在剑桥大学，她与马丁·埃文斯（Martin Evans）一起工作。早在1981年，马丁·埃文斯就与同事马修·考夫曼（Matthew Kaufman）一起发现了一种方法，从小鼠胚胎中提取细胞并置入实验室培养皿中，培养细胞生长，并因此名声大振。[5]单从逻辑上讲，早期的胚胎含有能够成为所有不同种类细胞的细胞，否则胚胎就不可能成长为一个完整的身体。但不为人知的是，埃文斯和考夫曼证明，这类细胞——胚胎干细胞——可以在实验皿中被分离、培养和控制。[6]这启发了他们关于胚胎干细胞可能用于医疗，以帮助替换或恢复受损组织的想法。[7]埃文斯和考夫曼意识到这种可能性后，赶紧发表了他们的成果，以防有人模仿这一方法并申请发明专利。[8]

泽尼卡-戈茨来到剑桥大学后，她意识到，尽管研究从胚胎中提取的细胞如何在实验皿中变成其他细胞是非常重要的，但这些实验缺少的是对细胞在实际胚胎中如何移动的认识，以及细胞在胚胎中的位置会如何影响其活动和命运。她想解决的基本问题是：一个细胞在胚胎中的位置是否决定了它将成为什么细胞，或者一个胚胎细胞是否借助了一种特殊的方式，才能移动到它的正确位置？为了找到这一问题的答案，她需要用一种方法来观察活体胚胎中细胞的运动，并追踪哪个细胞来自哪个其他细胞。正如我们在第一章中所了解到的，有一种方法可以做到这一点，那就是来自水母的绿色荧光蛋白。

泽尼卡–戈茨将绿色荧光蛋白编码的遗传物质注射进小鼠胚胎两个细胞中的一个细胞，这个细胞在显微镜下被照亮时就会发出绿色的光芒。[9]随着胚胎的发育，从这个被注射的细胞衍生出来的每个细胞都会获得一份相同的遗传物质，也会发出绿光。[10]在后来的实验中，她还通过使用化学染色剂同时观察到了其他胚胎细胞。通过仔细追踪每个细胞的运动，并在胚胎发育过程中观察到哪个细胞来自哪个其他细胞，她发现了一些她从未想到过的、难以置信的事情。[11]

在包括苍蝇、线虫和青蛙在内的许多生物体中，受精卵会很快组织起来，于是当受精卵分裂时，两个子细胞已经彼此不同。当这两个细胞分裂成四个细胞时，每个细胞又会稍有不同，因此每个细胞都携带了关于它们将成为什么的具体信息。这推翻了长期以来的一种观点，这种观点认为，对于人类和其他哺乳动物来说，一个胚胎在最初的几天里是无差别的相同细胞，只有到了后来，哺乳动物的胚胎细胞才开始获得更具体的身份。这种传统的观点要求胚胎中的早期细胞是完全可塑的，可以转变成任何其他类型的细胞。为了支持这一观点，塔科夫斯基证明，如果小鼠胚胎两个细胞中的一个细胞被杀死，剩余的细胞仍然可以孕育出一个健康的小鼠宝宝。这意味着在剩下的一半的胚胎中制造胎儿所需的所有信息仍然存在。[12]

令泽尼卡-戈茨震惊的是，她的实验表明，含有四细胞的胚胎中的细胞事实上并不完全相同。通过一系列从早上6点左右开始，持续大约20小时的实验，她发现每个细胞似乎都"开启"了一个塑造其未来特征的遗传程序。[13]其中两个细胞将产生小鼠身体的所有细胞，第三个细胞将产生胎盘（母亲的营养物质进入胎儿血液的器官）的所有细胞，第四个细胞将成为卵黄囊（在胎盘发育之前为胚胎提供营养）。[14]一开始，没有人相信这些结果，连泽尼卡-戈茨自己也多少有点怀疑："事实上，（这些结果）让我吃了不少苦头，因为这个模型有悖于传统认知、颠覆了我的信念和设想，与我的导师的观点也背道而驰……事实上，它让我自我怀疑。"[15]

在此之前，在剑桥大学，她一直领导自己的研究小组，以多种方式重复了这个实验。"多年来，我们都无法相信这是真的……我们对成千上万的细胞进行了成像，并且以这种详细的方式追踪它们。"[16]需要明确的是，即使是现在，也不是所有问题都得到了解决。哺乳动物胚胎的发育是一个复杂的渐进过程，关于细胞何时以及在多大程度上特化仍存在争议。[17]不过最终，对哪些基因被打开和关闭的分析有助于证明她和她的团队在显微镜下看到的情况，即四细胞胚胎中的细胞是相互不同的。[18]

正是在争议、忧虑和自我怀疑的过程中，一项基因测试表明她的怀孕出现了问题。

这是她第二次怀孕，而且是意外怀孕。虽然怀孕的消息让她激动不已，但她还是采纳了医生的建议，做了一次基因测试，这是因为科学已经证实了，40岁以上的妇女更有可能孕育出缺陷儿，而她已经42岁。因此，在怀孕两个月后，她做了绒毛活检术（CVS），即在超声波扫描的引导下，用注射器从胎盘中提取少量细胞样本。测试结果显示一些细胞中存在额外的2号染色体副本，在收到结果后的几天里，她绞尽脑汁，翻阅科学文献，试图了解这个结果对她和胎儿意味着什么。

绒毛活检术中的细胞是提取自胎盘，而不是直接来自胎儿，因此泽尼卡-戈茨推断，有三种方式可以解释她的测试结果。最好的情况，也是她希望的情况，就是这种在胎盘发育的某个时期出现的异常仅限于胎盘，而胎儿完全正常。但是考虑到这么多的细胞——大约占测试细胞的四分之一——是不正常的，问题似乎不太可能仅限于胎盘。另一种可能性，也是她最担心的，就是问题出在胎儿身上，这意味着胎儿的所有或大多数细胞都不正常。这可能会导致流产，或者婴儿出生后可能会有各种各样的症状。还有一种可能性，是胎盘中的情况可能准确地代表了胎儿的情况，即胚胎的某些细胞有问题。她突然意识到，尽管许多孕妇在面对这种情况时不得不做出异常艰难的决定，但没有人真正知道含有一些问题细胞的胚胎在发育过程中会发生什么。

在与一家试管婴儿诊所的医生交谈时，她震惊地了解到，根据他们的经验，早期人类胚胎含有正常和异常细胞的混合物并不罕见。[19]她指导她的研究小组研究这些所谓的镶嵌型发育的胚胎会发生什么。科学研究的进展将伴随着她的胎儿发育同时进行。

由于法律不允许故意在人类胚胎中造成异常，泽尼卡–戈茨再次利用小鼠胚胎来进行她的研究。她和实验室的团队一起，将健康的八细胞胚胎与一些细胞异常的八细胞胚胎比较，仔细研究各自的情况。[20]她的发现再次令人惊讶。通过在显微镜下观察这些胚胎的发育情况，她发现胚胎正常情况下会发育成婴儿，位于胚胎内的任何异常细胞都会随着胚胎的发育而死亡。[21]与此同时，健康的细胞会补偿并取代胚胎中死亡的细胞。附近的一些健康细胞甚至能够吞噬死亡细胞的残余物，似乎彻底抹杀了它们的存在。

当这些含有一些异常细胞的胚胎被植入寄养小鼠体内时，通常会生出健康的小鼠。即使有多达一半的细胞是有问题的，胚胎也能自我纠正，出生的婴儿通常都是健康的。如果一个胚胎有三分之二是不正常的，仍然会有四成婴儿完全健康地出生。这意味着——至少对小鼠来说——胚胎有足够的灵活性，一些异常细胞的存在并不必然预示着婴儿的健康有问题。

泽尼卡-戈茨的个人情况比她实验室里的科学研究更快有了结果。在她第一次测试结果出来一个月后，她做了第二次基因分析，这次是通过羊膜穿刺术，即对胎儿周围的羊水进行采样，结果表明她的孩子完全正常。1月的一个早晨，她的儿子西蒙健康地出生了。这时，她的实验室的研究结果还没有出来。即使她能得到这些结果，测试也是在小鼠身上进行的，而且异常的胚胎是以非自然的方式产生的，这两点都会使结果很难被当作医疗建议。即使是现在，这个过程的某些方面仍然不清楚，遇到这种情况的孕妇仍然很难做出决定。从本质上讲，泽尼卡-戈茨是幸运的，一切都很顺利。但是，随着这项工作的继续，人类胚胎发育过程中出现的异常细胞可能会变得更加可预测。

泽尼卡-戈茨说，如果不是因为她担心自己的怀孕测试结果，她不会开始研究有异常细胞的胚胎会怎么样。2019年，笔者问她的儿子——当时12岁的西蒙——对自己成为这些重要实验的推动者有何看法。他回答说这很棒，但看起来，他并没有觉得这有多么了不起。他可能有更好玩的事情要做，而不是和笔者谈论他母亲的科学研究。

这些只是泽尼卡-戈茨的第一个科学成就，而且可以说她将会获得她最伟大的成果。她和她的团队将很快开展实验，延长胚胎在实验室中的生存时间，这迫使我们直接面对个体是什么的问题，或者说，个体从什么时候开始存在的问题。而更大胆的设想是，我们对胚胎的理解，结合其他一系列的突破性技术，最突出的是成簇的规律间隔短回文重复序列（CRISPR）基因编辑技术，使我们能够在一个前所未有的水平上去决定婴儿的出生。这是被经久讨论和争论的一件事情——问题的争议已经有几十年了——但现在不同的是，许多问题不再只是抽象的可能性了。在过去的几年里，曾经是科幻小说的领域现在已经成为现实。而且已经有一些人正在打破人们认为可以接受的界限。

卵子是最大的人体细胞，但它还是要比本书上的句号小一些。当它从卵巢中被释放出来后，除非遇到精子，否则它将在大约24小时内死亡。但是，如果它真的遇到了精子，那么生命的一切就会开始。在一天左右的时间里，受精卵会分裂成两个细胞，然后在几天后分裂成四个细胞。随后，激素刺激子宫内膜，使其在短时间内接受胚胎，这被称为"着床窗口期"。受精6天后，微小的胚胎——包含大约250个细胞，学名囊胚——附着在子宫内膜上，并开始埋入底层组织。怀孕失败往往就发生在这个时候。[22]

也许这并不奇怪，这是一个关键时期：胚胎成功与母亲连接的过程编排惊人地复杂。当胚胎进入子宫内膜时，胚胎的细胞破坏了母亲的一些血管壁。血液渗出后汇聚到一起，包裹着从胚胎里生出的树状结构。胎盘就是这样产生的，它是一个临时性的器官，为发育中的胎儿获取营养和氧气，同时清除掉一些废物。胎儿的血液从未与母亲的血液直接接触，但物质穿过分隔两者的薄膜来回传递。胎盘的构造非常特殊，已知唯一能够打破血管壁和重建血流的其他人类细胞是癌细胞。

在胎盘开始形成的时候，胎儿本身是一个空心的细胞球；胎儿有基本结构，但远没有身体的样子。受精后15天左右，胎儿显现出清晰的上、下、前、后、左、右。18天后，出现两根小管。一两天后，两根管子结合到一起，到22天时，就像变魔术一样，合并成一根的管子开始跳动。[23]这是胎儿的第一个器官——心脏，用于向其发育中的身体内泵送营养。

当然，所有这些都是在人们视线之外的。我们知道某人何时怀孕最准确的方法是通过测试，在受精后8天左右就可以检测到激素的存在，比这再晚几天的话，测试的结果会更可靠。一个3周大的胎儿可以通过超声波扫描被发现，但是胚胎形成的最初几天是难以检测的，更不用说详细研究了。历史上，关于这种早期发育的知识是通过研究动物获得的。例如，16世纪末，意大利生物学家马切罗·马尔比基（Marcello Malpighi）在研究小鸡胚胎时，首次通过显微镜观察到了发育中的心脏。[24]近年来，人体胚胎学和人体解剖学被指使用从手术和流产中获得的胎儿组织的胚胎收集库，其中最大的是日本京都胚胎库，拥有大约4.5万个标本，大部分是在1962年至1974年获得的。[25]再近一些，关于我们生命最初几天发生的详细知识，都来自对体外受精后而又放弃怀孕的妇女所捐赠的胚胎的研究。

试管婴儿无疑是人类最具革命性的科学成就之一，它不仅有助于治疗不孕不育症，而且还开启了我们复杂的研究旅程，带来了选择甚至编辑人类婴儿的遗传基因的无数种新的可能性。1959年，美籍华裔科学家张明觉（Min Chueh Chang）是第一个在哺乳动物身上实现试管动物的人。他将一只黑兔的受精卵移植到一只白兔体内，让白兔产下了一窝黑兔。1973年，澳大利亚报告了第一位利用体外受精技术怀孕的人，但她最终还是流产了。[26]5年后，英国科学家成功利用体外受精技术培育出了世界上第一个试管婴儿。

这一极其重要的成就主要归功于5个人：罗伯特·爱德华兹（Robert Edwards）、帕特里克·斯特普托（Patrick Steptoe）、琼·珀迪（Jean Purdy）、莱斯莉（Lesley）和约翰·布朗（John Brown）。1968年，爱德华兹和斯特普托在伦敦的一次科学会议上相遇，因决心解决不孕不育问题而结缘。爱德华兹是剑桥大学生殖研究领域的世界级科学家之一。斯特普托是位于英格兰北部奥尔德姆的人类生殖中心的主任，他没能在伦敦获得他想要的顾问职位。[27]珀迪帮助管理爱德华兹的实验室，实际上成为全世界第一位试管婴儿护士。不幸的是，她于1985年死于癌症，年仅35岁。尽管爱德华兹在多个场合下不断提及珀迪，但她在试管婴儿发展方面的作用常常被忽视。[28]莱斯莉和约翰·布朗是一对夫妇，他们渴望拥有一个孩子，但总是未能成功。为此，他们已经尝试了十年，莱斯莉因此而变得抑郁。[29]当然，第六个人也是至关重要的：那就是1978年7月25日出生的世界上第一个"试管婴儿"——露易丝·布朗。[30]

斯特普托曾预言，布朗的出生将比人类登陆月球更重要——从某种程度上说，他是对的。然而，在实现这一目标的准备过程中，连应该尝试的想法甚至都引起了巨大的争议。DNA双螺旋结构的发现者之一、诺贝尔奖获得者詹姆斯·沃森（James Watson）认为，通过体外受精技术怀孕的风险太大。[31]另一位诺贝尔奖获得者麦克斯·佩鲁兹（Max Perutz），也是剑桥大学血红蛋白研究领域最著名的科学家之一，对媒体说，如果体外受精技术导致一个不正常的婴儿出生，将罪不可恕，"想到更多畸形的婴儿可能会因此而出生——如同一场新的沙利度胺灾难——令人不寒而栗"。[32]爱德华兹和斯特普托受到了直接的影响,因为英国政府的资助机构——医学研究委员会不支持他们通过体外受精技术来怀孕的最初提议。英国医学研究委员会认为,相对而言,不孕不育症并不重要,而且,如今的科学家通常会被鼓励公开谈论他们的工作,但当时,爱德华兹和斯特普托还被指责通过媒体炒作这一话题。为委员会提供咨询意见的一位科学家认为:

> 爱德华兹博士认为有必要在广播和电视以及报刊上宣传他的工作,以改变公众的态度。我认为信息不足的公众并没有能力评估并正确地认识这项工作。这种宣传受到了爱德华兹博士的许多同事的反对,我也是反对者之一。[33]

显然,爱德华兹和斯特普托是公开讨论科学的先驱,也是开发新技术的先驱,到现在为止,这种技术已经带来了800多万名婴儿的出生。考虑到许多通过体外受精技术出生的人也会成为父母,据估计,到2100年,全球有1%~3%的人的生命是基于这项生殖技术的。[34]令人惊讶和痛惜的是,这样的巨大成就的发明者,直到2010年才获得诺贝尔奖。那时,斯特普托和珀迪都已去世,唯一的获奖者爱德华兹也已经85岁了,他由于身体虚弱,无法出席颁奖典礼。

使用体外受精技术怀孕时，胚胎在实验室培养皿中培养2 ~ 6天后被转移到子宫。未使用的胚胎可以被冷冻起来，以便用于将来的怀孕，或者在父母同意的情况下被用于研究。出于研究的目的，胚胎可以被培养得更久，但当时，培养皿中的胚胎还不能存活超过一个星期。直到泽尼卡–戈茨发现了一种培养胚胎的方法，使胚胎存活的时间远远超过之前任何人的记录。[35]我们将看到，这一突破不仅在科学上是变革性的，而且也重新点燃了人们对人类胚胎研究的热情，改变了人们对相关法律限制的看法。

人类胚胎在实验室培养皿中的存活时间不得超过14天的限制，最早是在1979年由美国的一个伦理咨询委员会提出的，然后在1984年得到了英国政府的一份报告的认可，该报告被称为《沃诺克报告》（*Warnock Report*），以英国哲学家玛丽·沃诺克（Mary Warnock）命名。[36]包括英国、西班牙和澳大利亚在内的一些国家此后规定，超出14天后，继续培育人类胚胎属于刑事犯罪。[37]英国沃诺克委员会花了两年时间来处理当时还远未确立的技术上的多种利益冲突。[38]沃诺克在她的回忆录中说："争议总体上是文明的，但我认为到了1984年夏天，大家开始变得有点烦躁。"[39]

沃诺克委员会的成功，至少一部分归功于回答了一个与通常所问的有细微差别的问题。正如新闻界一直认为的那样，胚胎培育的核心问题是"生命何时开始"。沃诺克委员会认为，这不是一个一目了然的关于事实的问题，而是一个必须做决断的问题。由于实验室中的活体人类胚胎是以前从未存在过的东西，沃诺克委员会推断，真正关键的新问题是我们应该如何看待子宫外的活体人类胚胎这个新实体？换句话说，沃诺克委员会回答的重点是判断实验皿中的人类胚胎何时达到需要保护的程度。

并非每个人的意见都能得到调和，但沃诺克委员会对于为人类胚胎在实验室中生存的时间长度设定限制达成了共识。[40]他们的判断——14天规则——在几个方面是合理的。在培育的14天的人类胚胎中，没有神经系统的迹象，而神经系统的形成是机体获取信息和适应内外环境变化的先决条件。此外，许多胚胎在头两周内会自然死亡。而且，在第15天时，盘状的胚胎中会出现一条沟，被称为原条。这与胚胎不能够再分裂并发育成双胞胎相吻合。可以说，在这一时刻之前，胚胎不能被视为一个个体，因为如果它是个体，又怎么可能还能分裂并变成两个个体呢？从这个逻辑来看，第15天，原条的出现，可以被视作是一个独一无二的人形成的时刻。

反对14天规则的一个论点是，胚胎在其形成很久之后才有可能感到疼痛。将信号从脊髓传递到大脑中可以感知疼痛的部分的神经元，直到胎儿23～24周时才发育。反对人类胚胎在第15天成为一个独特个体的观点的一个论据是，用于研究的胚胎无论如何都不会变成人。

　　沃诺克的建议被采纳时，实际上没有任何科学研究受到了14天的限制，因为从技术上来说，胚胎不可能在子宫外保存这么长时间。所以这种限制主要是出于维持科学应该遵守道德的观念。然而，2016年，泽尼卡-戈茨等人发表的突破性成果重新点燃了这场辩论。[41]

　　泽尼卡-戈茨的研究动力来自这样一个事实，即一直以来，很难研究胚胎在第一周之后发生了什么变化："我想看看这个'黑匣子'的内部情况，以了解到底发生了什么。"[42]日复一日，她的团队测试了无数的激素、营养物质和生长因子的条件，这些条件可能使胚胎在体外的存活时间打破前人的纪录。几个月过去了，他们不仅改变了保存细胞的培养液，而且还进行了测试，例如，如果把胚胎放在柔软的凝胶上，而不是通常的硬塑料皿上，胚胎是否能更好地存活——结果发现这并不能影响存活时间。最终，他们发现了一个小鼠胚胎在实验皿里存活的时间比已知的最长时间还要长，比通常的胚胎植入时间长了几天。但这次成功只是昙花一现，因为这种方法被证明是不稳定的，它似乎只是偶尔起作用。他们又花了好几个月的时间反复调整这一切，直到实验的步骤毫无破绽。[43]终于，实验成功了。然后，下一步是显而易见的——在人类胚胎上测试他们在小鼠胚胎上使用的方法。

2013年5月的一天，他们开始培养由一家试管婴儿诊所捐赠的两个人类胚胎。[44]令人惊奇的是，其中一个胚胎开始发育。当这个人类胚胎持续存活超过8天时，泽尼卡–戈茨和她的团队突然意识到，由于没有人在实验皿里看到过这么长时间仍然活着的人类胚胎，他们无法知道他们即将见证的一切是否会像在子宫里的情况一样。然而，到了第11天，胚胎开始形成自我组织，看起来与教科书中基于早期从手术中收集的样本研究显示的情况相似。

因为英国执行了由沃诺克建议产生的国际协议，在第12天，他们终止了这个项目，而且在以后的每一次实验中，他们都没有超过第13天。大约在同一时间，与泽尼卡–戈茨合作的一个纽约团队，在伊朗裔科学家阿里·布里瓦卢（Ali Brivanlou）的带领下，取得了类似的成就。[45]布里瓦卢将他的团队中的一位成员送到泽尼卡–戈茨的实验室，学习他们保持小鼠胚胎存活的方法，然后该成员回到布里瓦卢的实验室，调整了对人类胚胎实验的方法。[46]布里瓦卢清楚地记得当时的情景，随着第14天的临近，他与他的团队开会决定是否应该杀死胚胎。在美国，14天原则是一个指导原则，而不是法律，所以继续下去并不违法，但布里瓦卢还是决定终止实验。团队中有的人都哭了，他没有告诉笔者具体是谁。[47]

这两个团队的成就被《科学》杂志的读者评选为2016年的年度突破，因为他们的工作为研究人类发展的最早阶段，即人类生命的开始，开辟了一条新途径。布里瓦卢说，这一壮举本身很重要——"是颠覆性的"——因为一个胚胎可以在实验室的条件下存活这么久，似乎将自己"着床"到实验室培养皿的底部，这一发现是出人意料的。[48]这意味着胚胎在着床后的一段时间内是自给自足的，甚至可以说，一开始胚胎几乎不需要母体提供营养。

然而，至少在泽尼卡-戈茨的实验室里，有迹象表明，到了13天，这些胚胎需要他们所处的培养液以外的东西。也许通过加入母体组织或复杂的人造材料，可以使它们的存活时间更长。阿道司·赫胥黎（Aldous Huxley）在小说《美丽新世界》（*Brave New World*）中虚构的用于在孵化器中培养克隆人的孵化场，是极不可能实现的，但没有人知道人类胚胎能在子宫外存活多久。

布里瓦卢本人就想尝试让人类胚胎存活得更久一点，达到21天。[49]他说，从观察胚胎发育中可以得知很多东西：从了解一个人类生命开始时无数结构的出现和消失，到弄清人类发育出错时的原因。为了规避限制，他和其他人也在研究所谓的合成或人工胚胎。从本质上讲，这些是经过处理的干细胞团块，具有实际胚胎的基本结构，但不可能发育成身体。至少在目前，人工胚胎并不构成任何重大的伦理问题。但至于培育真正的人类胚胎，布里瓦卢知道单方面推进是不对的。人类胚胎研究在道德、文化、法律上都有争议，可以想象，社会上存在各种意见。对此，现在仅能达成一个脆弱的共识。

然而，决定人类胚胎应该培养多长时间，还不算是我们现在面临的最紧迫或最具挑战性的问题。试管婴儿的最新进展已将其他更复杂的难题推到了风口浪尖。

与1978年路易丝·布朗出生时相比，今天的体外受精技术是一个非常复杂的过程。我们对相关科学的理解有了很大的进步，现在有很多机会可以对其进行干预和做决策，给试管婴儿的父母和社会提出了很多新问题。

试管婴儿的培育过程从每天的注射开始。在大约两周的时间里，妇女每天接受激素注射，以催熟自己的卵子。注射的激素剂量高于自然分泌量，造成几个卵子同时成熟。在超声波的引导下，医生用一根针穿过阴道，取出卵子。在这一过程中，妇女会处于麻醉状态，而医生会用轻柔的吸力一个接一个地将卵子抽出，在大约20分钟内收集到十多个卵子。卵子通常处于被称为卵丘细胞的小细胞的包裹中。在不远处的实验室里，收集到的卵子会在显微镜下被检查并分级——主要依据它们的外观——评估是否有大量的卵丘细胞存在，以及样本的外观纹理是否健康。通常会于同一天在家里或在诊所里进行新鲜精液的采集。

精子通常要经过清洗，才能被允许接近卵子。20世纪90年代中期首次进行了精子清洗，因为当时人们发现艾滋病病毒有可能通过父亲的精液传给母亲或孩子。如今，这一过程不仅被用来清除传染性物质，而且还用于清除掉精液中在体外受精时有抑制作用的某些成分。乍一看，清洗微小的精子可能听起来并不容易，但有几种方法可以做到这一点。通常情况下，精液被稀释在含有抗生素和蛋白质补充剂的溶液中，然后在离心机（一种类似于洗衣机的设备，但旋转速度更快）中旋转，这样精子就会集中在管子的底部。上部的液体被虹吸掉后，精子被重新放置到新鲜的溶液中——这样，精子就被洗干净了。

加利福尼亚的一家试管婴儿诊所提供全套的精子清洗。包括从基础版到高级版的清洗。刚才介绍的过程是基本清洗。高级版本的清洗——当然会更贵——精子会在一个含有液体层的试管中被进行离心操作，以形成密度梯度。这有助于提纯健康的精子，因为死精子会聚集在试管的顶部，会被丢弃。在另一个版本中——价格取决于应用——精液会被放置在一个充满培养液的试管中。大约一小时后，液体的上半部分被提取出来，其中含有能够自行游到试管上部的精子，试管底部留下的是死亡的或动不了的精子。

洗净精子后，可以通过两种方式进行受精尝试。一种是在实验皿中将成千上万个精子与卵子混合，并在孵化器中放置几小时，希望偶然会发生受精。或者，可以在显微镜下用一根针将单个精子直接插入卵子——这种方法称为卵胞浆内精子注射——让精子不用再自行寻找和进入卵子。

下一步是给受精卵以时间生长。这一过程中同样有着无数的选择。有1000多篇科学论文的主题是关于成功怀孕而培养受精卵的最佳方法。[50]为人类胚胎生长选择最佳的培养液已经发展成为一个不小的行业，每种培养液都含有不同量的葡萄糖、氨基酸、维生素、抗生素或生长因子。[51]其他变量，如二氧化碳和氧气的含量、温度和湿度都可以在保存受精卵的孵化器中进行调整。运动也可能会对其有益，所以有时发育中的胚胎会被放在一个轻轻摇晃的平台上。[52]所有这些几乎肯定会影响到胚胎的生长和怀孕的可能性，但没有人知道真正的最佳状态是怎样的，所以每个诊所都有自己的一套体系。

胚胎学家在显微镜下观察胚胎，以便对胚胎成功怀孕的概率进行分级。例如，他们要观察细胞是否光滑和圆润、所有的细胞是否在分裂。一个或多个胚胎细胞可能会突出形成隆起，在科学论文中其称为"泡"，其原因尚不清楚，但如果这种情况比较普遍，胚胎就会被评为低等级。等到胚胎发育到几百个细胞时，胚胎学家还可以评估它是否形成了空心球般的结构。这些判断是一种艺术，也是一种科学。胚胎学家尽最大努力做出最好的决定，但是仅仅通过观察，还是很难挑选出哪些胚胎是真正最有可能导致成功怀孕的。

2019年，人们把胚胎学家评估胚胎质量的能力与人工智能（AI）的评估能力进行了比较。[53]测试的内容是个体胚胎学家与人工智能对胚胎质量的评估，谁更符合大多数胚胎学家的评估。该软件以谷歌开发的图像识别系统为基础，通过学习1.2万张已被分类为差或好的胚胎的图像，以学会区分这两类胚胎的模式，以便用于对其他胚胎进行分类。通过以各种方式分析图像，该软件学会了识别出胚胎形状和质地的细微而又复杂的差异，而识别这些差异对于胚胎学家来说很难，甚至不知道该如何去进行评估。

因此，这场小型的人机对决的结果是，人工智能赢了，至少从结果的一致性来说人工智能更胜一筹。个别胚胎学家的得分差异很大，但软件几乎总是与大多数人的决定保持一致。当然，这并不能证明人工智能可以最大限度地帮助提高妇女的怀孕机会——尤其是因为多数人的决定可能并不总是正确的，而且这款软件也不是为了实际的临床试验而开发的。但它表明人工智能可以提供帮助。该软件未来还会升级，也许能够更精确地对胚胎进行分类，如筛选出那些具有特定染色体异常的胚胎。[54]

为了更准确地评估胚胎的健康状况，还可以进行活检。与从成人身体中提取骨骼、肝脏、肾脏或其他组织的样本不同，从胚胎中提取活检标本不需要外科医生，需要胚胎学家，他们可以在显微镜下使用移液器和一根细小的针来处理最脆弱的活体样本。通过对胚胎进行活检，可以对其基因进行仔细检查——这一过程被称为植入前遗传学诊断（PGD）。

要对胚胎进行活检，先是需要刺破包裹着胚胎的厚而透明的膜。可以用针、激光脉冲或一小股浓酸来进行，每种方法都有其优点和缺点。例如，激光很容易操作，但会加热胚胎周围的液体，尽管有数据表明激光是安全的，但也可能会带来麻烦。[55]无论使用哪种方法，胚胎必须穿刺得恰到好处。孔太小，细胞不容易被取出来；孔太大，细胞可能会自己跑出来找不到了。有时胚胎学家会加入不含钙离子和镁离子的培养液，以减少胚胎细胞相互粘连的紧密程度。然后，在显微镜下稳住胚胎，用吸管轻轻地吸出一个或几个细胞。不过，还有另一种方法：可以用吸管推压胚胎的外膜，压力会导致细胞被排出。在这个过程中，无论用哪种方法，被提取的细胞或胚胎本身都有可能被损坏，不得不被丢弃。但是过于小心也不好，因为获得活检标本的速度也十分关键，活的胚胎不应该离开孵化器过久。然后，在对活检标本进行分析的同时，胚胎会被冷冻起来，每一个可能的生命都暂停了生长，而科学会决定它们中的哪一个可能会出生。

除了那些反对对人类生殖进行任何程度干预的人，很少有人会反对允许人们在符合条件的情况下，通过体外受精技术筛选胚胎，以避免单一遗传变异。如果没有胚胎筛选，遗传变异很可能会导致进行性的运动障碍和精神障碍，例如亨廷顿病[①]就是这种情况。但是对于每一位准父母来说，没有一项选择是容易的。所有的决定都需要准父母们对胚胎的道德地位持有立场，并决定如何处理那些不会被用到的胚胎——被销毁、冷冻或用于研究等。植入前遗传学诊断的费用也是一个问题，大多数美国医疗保险公司不会为之付费。

如果考虑为一个不一定会造成问题的遗传变异做胚胎筛选时，情况变得更加复杂。如今，英国已可以对400多种情况进行检测。[56]其中许多都带有某种程度风险的遗传变异，但其确切程度往往并不明确。[57]某些基因变异只在生命的晚期产生问题，而到那时，可能已经有了其他可行的治疗方法。除此以外，大多数基因变异的影响是复杂的。例如，与某种自身免疫性疾病风险增加相关的基因变异，可能能够更好地抵御艾滋病病毒。[58]毋庸置疑，世上没有完美无缺的遗传，人类的多样性从根本上说也是十分重要的。使用植入前遗传学诊断选择胚胎植入的问题在于，它

---

① 亨廷顿病是一种以舞蹈样不自主运动和进行性认知障碍为主要表现的神经系统变性病，呈常染色体显性遗传。——编者注

迫使我们回答这个时代最重要和最棘手的问题之一：什么才是真正的遗传性疾病？

葆拉·加菲尔德（Paula Garfield）担心的是，耳聋可能会被作为遗传筛选的对象。加菲尔德和托马托·利希（Tomato Lichy）都是聋人，当他们的第一个孩子出生时，他们感到非常兴奋，而这个孩子恰好也是聋人。正如安德鲁·所罗门（Andrew Solomon）在《背离亲缘》（*Far from the Tree*）一书中关于儿童身份认同所写的：在大众的文化中，人们认为听力障碍儿童是有缺陷的。而在聋人的世界里，他们认为自己拥有独特的东西，他们属于一种美丽的文化。[59]加菲尔德说，社会拥抱人类多样性是非常重要的，有谁会反对这一点呢？2019年，加菲尔德告诉笔者：

> 医生和听力学家是向听力正常的父母宣布他们的婴儿/儿童是聋人这一消息的人。他们的开场白通常是"非常抱歉，您的宝宝/孩子是聋人"。听力正常的父母听到这句话后，会立即认为耳聋是负面的，是个坏消息。对我来说，这句话应该更加中性——"您的宝宝/孩子是聋人，但不要担心，您将得到很多支持和服务"。[60]

2008年，加菲尔德和利希登上了几家报纸的头条新闻，因为他们认为人们需要谨慎地筛选试管婴儿的胚胎，利希对媒体说：

"我们感到自豪，不是因为耳聋的医学方面，而是因为我们使用的语言和我们所属的聋人社区。"[61]他们想强调的是，如果他们不得不通过体外受精技术来生孩子，他们不希望仅仅因为孩子可能会是聋的而抛弃胚胎。加菲尔德说："为了试图表明这一观点，我们在社交媒体上受到了强烈抵制，这对我的心理健康以及我的家庭和人际关系都造成了不利影响。"[62]

我们很多人都有必须努力抑制的偏见。例如，我们都同意应该预防由感染引起的听力损失。但就试管婴儿中的选择胚胎而言，正如牛津大学教授朱利安·萨武列斯库（Julian Savulescu）所认为的那样，天生失聪并不有害：

> 这个孩子的情况会比不被选中（也就是说，如果父母选择了另一个胚胎）的情况更糟糕吗？不会——那样的话，出生的就会是另一个（不同的）孩子了。只有当听力障碍儿童的生活非常糟糕时，他才会因为当初被选中出生而感到受伤害。和这相比，耳聋并没有那么糟糕。[63]

正如加菲尔德所说。胚胎选择的初衷是为了能够筛查出威胁生命的疾病或可能导致早夭的疾病。耳聋不是一种威胁生命的疾病，没有人会死于耳聋。[64]

2002年，女同性恋聋人夫妇莎朗·杜切斯诺（Sharon Duchesneau）和坎迪斯·麦卡洛（Candace McCullough）选择了一位家族中有五代人都是聋哑人的精子捐赠者。[65]实际上，这对夫妇是故意选择生下一个耳聋的婴儿。而科学帮助了这个婴儿出生，这才是有争议的。在日常生活中，人们可以自由选择伴侣，并考虑他们在一起生下的小孩未来的生活。但是，哪些基因是允许被选择的问题与何时以及如何选择哪些基因的科学问题纠缠在一起。没有一个简单的规则可以适用。例如，我们不能说对胚胎的任何选择都是不可接受的，因为在存在其他可能的遗传病的情况下，我们不光早就允许选择胚胎，而且还是在胚胎发育过程的后期进行选择。例如，在怀孕期间筛查唐氏综合征是很常见的，而且我们允许父母自由选择是否生育患有唐氏综合征的孩子。

笔者也不知道答案，而且笔者的意见也不比你的意见更重要。最关键的一点，新的科学正在为人类如何受孕和人类孩子的命运开辟出空前多的选择。我们的行动必须符合国家或地区的法律法规。

我们对自己孩子的方方面面负责，决定他们吃的食物、他们上的学校、他们的爱好和他们所交的朋友。然而，选择他们的基本基因构成，则是另一个层面上的影响。我们所做的决定不会改变我们物种的性质——这不是在任何全球意义上的人类改造工程。但它关乎新的科学引导我们做出关于自己的生命和我们孩子的生命的重要决定。对于曾经只能听天由命的事情，现在由于科学的进步，我们终于可以自己做主了。

上述一切表明，我们即将见证人类生育方式发生巨大而深远的变化。不同国家和地区对规范这门新科学的使用规定可能会有差异。技术发展日新月异，以至于我们不可能知道，百年之后，会有多少孩子由于现在出现的新科学而出生。而这还只是个开始。

第三章

———

治愈的力量

马可·波罗给忽必烈描述了一座由一块块的石头垒起来的桥。忽必烈问道："哪块石头是支撑桥梁的呢？"马可·波罗回答说："桥不是由某一块石头单独支撑起来的，而是由很多石头共同搭建的桥拱支撑的。"忽必烈默默地思考了一会儿后，又问："那你为什么要描述石头呢？对我来说，只有桥拱才是最重要的。"马可·波罗回答说："没有石头，就没有桥拱。"

——意大利作家伊塔洛·卡尔维诺（Italo Calvino），

《看不见的城市》（*Invisible Cities*）

1953年夏天，21岁的伦纳德·莱恩（Leonard Len）和18岁的莱昂诺尔·李（Leonore Lee）结婚了。李回忆道，"双方的父母都觉得我们太年轻、太天真、太穷、太疯狂了。"[1]但直到2013年莱恩去世，在半个多世纪的时间里，两人都在一起共同进行了开创性的研究。

在他们刚踏上科学之旅的时候，实验室所需要的仪器都是自己制作而不是购买的，这是很常见的做法。在那个年代，大家都认为工具和技术的开发是实现科学突破的重要一步。莱恩和李的主要成就是开发了一种用于计数、分类和分析人体细胞的科学仪器，如今，该仪器已被很多生物实验室和医院使用。

1959年，莱恩被招募到斯坦福大学去建立一个新的实验室，处于职业生涯起步阶段的李也跟着去了。她原本打算在不同的部门找一份工作或完成她的研究。但在他们到达后不久，莱恩显然需要帮手，所以他们就开始一起工作。最初，研究工作在莱恩的指导下进行，但逐渐地，他们两人无论各自的工作，还是合作研究，都取得了丰硕的研究成果，他们都因杰出的才华而声名鹊起。

　　他们彼此相爱，也热爱科学。DNA的双螺旋结构才问世不久，而他们又对遗传学深感着迷。而且，他们也因"完成了很多研究"而获得了成功。[2]在斯坦福大学，当免疫系统的复杂性刚刚初现端倪的时候，他们便投身于免疫系统的研究。人们发现了许多不同类型的免疫细胞——有些特别擅长吞噬细菌，而有些可以杀死被病毒感染的细胞。但当时人们的理解是不清晰的，尚不清楚某些类型的免疫细胞的作用，还有更多类型的免疫细胞尚待发现。莱恩面临的任务之一是计算包含众多细胞种类的样本中每种细胞的数量。为了区分它们，莱恩使用了一种技术，使每种类型的细胞呈现出一种特定的颜色，有效地给它们"贴上标签"，从而他能够通过颜色来对它们计数。但在显微镜下一个一个地数细胞是非常费力的，李回忆道，"莱恩的视力很不好……"[3]莱恩想到，如果有一种机器可以帮他对标记的细胞计数，那就容易多了。

　　莱恩是一位生物学家，而不是工程师，但他的成长经历——他在美国布鲁克林区长大，是移民的儿子——给了他所需的胆量和决心。在莱恩童年时，他的父亲在一家服装店工作，母亲是一名法律秘书，他们把莱恩送到纽约州北部的一所寄宿学校念过一阵子书，莱恩从未真正喜欢过这所学校。10到11岁时，他每周都需要从学校独自坐火车到布鲁克林区去看牙医。这段经历让莱恩获得了信心，他相信自己能够做到任何必要的事情。[4]

莱恩和李成功的重要原因之一，是他们彼此间的支持和友好的批评。他们是在布鲁克林学院相识的，当时，李进入学院不久，而莱恩在那里的学习还剩最后一年。两人都生长在纽约的犹太移民家庭，也许两人正是因此而结缘。[5]后来，莱恩要去加州理工学院读书，他们打算三年后莱恩研究生毕业和李本科毕业时就结婚。[6]但是因为二人无法忍受分开后的孤独，这个计划没有成功。当时还没有网络通信软件和电子邮件等，他们只能通过收费昂贵的长途电话来保持联系。所以李从布鲁克林学院退学，和莱恩结婚了。为了爱情和科学，他们把自己的行李装进莱恩的父母送给他们的汽车里，开始了从布鲁克林到加州理工学院的3000英里（约合4800千米）的美国公路之旅。

当时的加州理工学院并不会正式招收女性本科生或研究生。但值得庆幸的是，教授认为女性应该接受教育，李被允许旁听任何她想听的课程。每位教授都给她写了修读了自己课程的证明信，并像对待男生一样给她的表现打分。于是，也许是独一无二的，就是李在没有正式从大学毕业的情况下就成为斯坦福大学的教授。

在去斯坦福大学工作之前，莱恩和李还曾在位于法国巴黎的巴斯德研究所和位于美国贝塞斯达的美国国立卫生研究院工作过。[7]在巴黎，莱恩在巴斯德研究所的雅克·莫诺（Jacques

Monod）实验室工作，在那里，"每天都是一场智力盛宴"。[8]那段时间，李在实验室帮助莱恩，用她的话说，她学会了"平衡作为母亲和科学家之间的关系"。[9]她经常在下午把他们刚出生的孩子带到实验室。她回忆说，当时法国的实验室比美国的实验室更欢迎女性。[10]在他们职业生涯的后期，莱恩和李要求在他们被邀请参加的任何会议上，一定要有女性被邀请发言，这种态度在20世纪七八十年代是相当前卫的。[11]

全球政治对莱恩和李来说一直很重要，他们的社交圈与他们的政治主张紧密联系在一起。正如李所说，"志同道合的人，生死与共"。[12]在加州理工学院时，他们参与成立了美国科学家联合会的一个分会，这是一个由曾参与过曼哈顿项目的科学家们建立的自由主义组织，该组织的宗旨之一是减少核武器。[13]莫诺的实验室在第二次世界大战期间帮助犹太裔科学家避难的事情，给了莱恩和李启发。莫诺经常提醒他们，虽然这件事在事后说起来很高尚或浪漫，但在当时可是要命的事。

莱恩收到了要服两年兵役的征兵通知，但他找到了一个避免服兵役的办法。莱恩说："随着'冷战'的升级，美国陆军希望我加入军队，而我更愿用实验室吸管报效国家。"[14]因为在美国政府的研究机构工作可以代替服兵役，于是在莫诺的帮助下，莱恩和李搬到了贝塞斯达的美国国立卫生研究院。李认为，后来美国政府限制对科学的经费支持，部分原因是想要迫使科学家更努力地为自己的研究筹措资金，这样他们就没有时间去参与政治活动了。[15]

在美国国立卫生研究院工作两年后，刚刚因发现细菌可以交换遗传物质而获得了诺贝尔奖的乔什·莱德伯格（Josh Lederberg）将莱恩和李邀请到了斯坦福大学工作。在这里，他们开始了关于免疫系统的研究，并遇到了对大量细胞进行计数的挑战，而且莱恩的视力还不好。具体来说，莱恩和李不仅想对细胞计数，还想把不同的免疫细胞相互分离出来。这样才能对细胞特征进行记录，并对细胞的活动进行严格对照测试。事实上，在生物学的无数领域中，从任何组织、器官或血液样本中的所有细胞中获得纯净的细胞群是一个真正的发展障碍。推动莱恩和李开发突破性仪器的，正是眼下急迫的需求、团队的力量、对科学的共同热爱以及科学界面临的更广泛的挑战等。但是，他们的一位朋友告诉笔者，真正激励他们的是——个人不断进取的源动力。[16]

1961年11月，莱恩和李的第三个孩子出生了，前两个孩子都是女儿，这个是儿子。孩子刚一出生，身体就开始变紫。护士们什么也没解释，就把孩子抱走了。李知道新生儿可能会缺氧，但接下来几小时，李都没有得到任何孩子的消息。她有些焦急，只想知道自己的孩子在哪里。与此同时，孩子出生的时候，莱恩并不在现场。

2019年，李在与笔者交谈时，还能回忆起儿子被抱走之前她抱着儿子的短暂时刻，以及儿子的臀部摸起来感觉不太对劲。[17]最后，一位医生打电话向莱恩解释情况，莱恩把这一切告诉了李。这是一个噩耗，医生认为他们刚出生的孩子活不过三个月。

他们的儿子迈克尔患有唐氏综合征。唐氏综合征是由21号染色体的一个额外拷贝引起的，其中包含大约300个基因（人类基因组中总共有大约2.3万个基因）。这导致了婴儿发育的变化。迈克尔有一些与唐氏综合征有关的较严重的身体并发症，包括心脏问题。他几次停止了呼吸。李的奶奶认为，他们应该把孩子带回家，孩子就会好起来，但李知道染色体异常不会因为孩子回到家里就会消失。所以莱恩和李没有把迈克尔带回家。回想起来，李认为如果她把迈克尔带回家，"他可能会死在我怀里"。[18]

事实证明，医生的预测是错误的。迈克尔在三个月后依然活着。但显然抚养迈克尔将会无比艰辛。李一直致力于科学——从事科学是一种天赋——她不想放弃自己的天赋。[19]于是，一位儿科医生给莱恩和李推荐了一位本地妇女芭芭拉·詹宁斯（Barbara Jennings），让她将迈克尔和其他一些有发育障碍的儿童放在一起抚养。李说："你也许会说，因为我们想做自己想做的事情，这很自私……这将是一种集体的抚养方式，但另一方面，迈克尔不用被放在研究所的小床上，我很高兴有人和我共同抚养我的孩子。"[20]

如果李在怀孕初期就知道她怀的孩子有唐氏综合征，她说她会选择停止妊娠。[21]但是在迈克尔出生前不久，唐氏综合征的遗传基础才被发现，而且任何种类的唐氏综合征产前筛查还要等五年后才会问世。[22]自迈克尔出生后，莱恩和李一直认为发明在怀孕期间测试婴儿健康的方法非常重要。他们知道，发育中的胎儿的一些细胞最终会进入母亲的血液，他们认为，如果有一台机器能够分离出这些罕见的细胞，就可以检测婴儿的健康。[23]

事实证明，母体血液样本中的胎儿细胞太少了，这种方法很难成功。1961年，在迈克尔出生后，发明这样一台机器的念头，以及它可能给准父母带来的改变，为莱恩寻找一种计算和分离细胞的方法增添了强大的动力。

怀着这一目标，他来到了美国新墨西哥州的洛斯阿拉莫斯。那里的科学家最近开发了一台机器用来对放射性粒子计数和测量其大小。他们正在用这台机器评估被气球送入原子弹试验的蘑菇云中的动物肺部的放射性。[24]莱恩问洛斯阿拉莫斯的科学家，自己是否可以改造他们的仪器来对标记的细胞计数。洛斯阿拉莫斯的科学家对此并不感兴趣，因为他们说，这不是他们的任务。于是，莱恩说服了科学家们把仪器的图纸交给自己。他后来写道：

"科学的确需要独立思考，但科学也依赖于一些非常奇怪的合作。"[25]迈克尔出生后不久，莱恩就得到了这台机器的图纸。

一个简单的硬币分拣机让硬币穿过一系列由大到小的孔，这样直径最长的硬币就会先被摞成一摞，然后是直径第二长的硬币，以此类推。然而，细胞不能这样容易地被分类，因为许多不同种类的细胞大小都差不多，而且细胞会改变自己的形状。显然，需要一台比硬币分拣机更精巧的机器来分离微小的细胞。

莱恩和李开发的仪器被称为流式细胞仪。在仪器内部，细胞被迫通过光束以单列形式流动。[26]用不同的方法也可以做到这一点，但在现代仪器中最常见的方法是，将一种液体中的细胞注入流动的第二种液体中，这种液体被称为鞘液。通过流体动力聚焦这一自然发生的过程，推动细胞沿着两种液体的中心排成一条细线行进，就像同轴电缆。有时可以用声波来使细胞排列成更紧密的线。

至关重要的，比如说，血液样本中不同类型的细胞已经被贴上了不同的荧光标记。今天，这是用被称为单克隆抗体的特殊蛋白质分子完成的——稍后我们将再回到这个话题。然而，莱恩和李刚开始制作他们的仪器时，为了不断测试它的工作效果，他们将染料添加到位于不同试管中的细胞中，然后将染色后的细胞混合在一起，以制作具有既定数量的不同颜色的细胞样本。

在仪器内部，激光束精确地拦截流动的细胞，每个细胞经过光线时会被短暂地照亮。当细胞流通过激光时，不同的荧光标记物会发出不同的颜色。镜子和透镜收集光线并将其聚焦到检测器上，每个检测器都配备了一个彩色过滤器，将光线转换成电脉冲。其他探测器检测细胞反射的光量，从而提供关于细胞大小和内部复杂性的信息。在过去，研究人员用宝丽莱相机拍摄示波器屏幕的照片来显示结果。[27]而现代仪器每秒记录下数以千计的细胞中不同颜色的脉冲和反射光的量，并由计算机软件显示结果。

总而言之，莱恩从在洛斯阿拉莫斯获得图纸到他和李以及他们的团队制作出一台可以工作的仪器，花了七年时间。在必要的时候，莱恩会对人很严苛——有一次他告诉工程师，除非仪器能更快地计数细胞，否则就是废物——但莱恩和李也试图在他们的团队中培养起一种家庭般的纽带。[28]每周四晚上，他们都会邀请大家到自己家，一边喝着饮料，一边进行科学讨论，他们举办的好玩的派对在斯坦福大学小有名气。[29]20世纪六七十年代的旧金山是嬉皮士[①]反主流文化的中心，莱恩和李的生活以及他们的实验

---

① 嬉皮士是 20 世纪 60 年代中期在美国出现的反传统社会生活方式的年轻人。——编者注

室也受到了这种氛围的影响。[30]

　　莱恩和李一直喜欢分享的一本书是马克·兹博罗夫斯基（Mark Zborowski）和伊丽莎白·赫尔佐格（Elizabeth Herzog）所著的《生命与人同在》（*Life is with People*）。[31]当笔者问李为什么他们喜欢这本书时，她说，"因为生命与人同在"，而且"创造性的科学也与人同在"。[32]这本书描述了东欧偏远小镇犹太社区的文化，音乐剧《屋顶上的小提琴手》（*Fiddler on the Roof*）便是以此类小镇为背景。犹太小镇文化强调传统、人类福利和家庭生活。[33]尽管犹太小镇被大屠杀摧毁了，但对李来说，有一些东西从犹太小镇文化传给了现在生活在美国的有东欧血统的犹太人的后代，这影响了他们实验室的氛围——"房子没有任何意义，职位没有任何意义，金钱没有任何意义，但人与人之间的交流——将永远存在"。[34]这不是莱恩和李的科学信仰的旁枝末节，这是他们信仰的核心，影响了他们管理实验室和处理一切事务的方法。

　　他们团队共同取得的最重要的进步是他们的仪器不是只能计数细胞。对于许多应用来说，计数是唯一需要的功能。但是为了能用其他方式仔细检查细胞，需要对不同的细胞进行分类和分离。他们发明的能够对细胞进行分选或分析的仪器——本质上是一个改良的流式细胞仪——凭着莱恩给它起的名字而闻名，即荧光激活细胞分选仪（FACS）。然而，它的工作方式并不按照莱恩或李的想法进行，其工作原理是由同在斯坦福大学的理查德·斯威特（Richard Sweet）设计的。斯威特因为需要制造喷墨打印机，而发明了这种控制墨滴位置的一种方法。[35]荧光激活细胞分选仪的工作方式与基本的流式细胞仪一样，但有一个关键的调整。在穿过激光之前，细胞流会经过一个振动的小孔或喷嘴，从而产生液滴，每个液滴包含一个细胞。[36]为了使每一滴包含一个细胞的液滴能在完全相同的地方脱落，所需的精确频率被斯威特命名为"斯威特点"。就在每个液滴形成之前，细胞流被加载了电荷。对细胞流进行充电和放电的循环经过精确计时控制，这样每个含有单个细胞的液滴都会被加载特定的电荷，即正电或负电，这取决于细胞在受到激光照射时发出何种颜色。[37]标记为绿色的含有一种类型细胞的液滴，可能被加载正电；而标记为红色的含有另一种类型细胞的液滴，将被加载负电。

一旦带电，液滴就会落在两块电板之间，一块带正电，一块带负电。[38]液滴被与其相反的电荷所吸引，带正电的液滴会偏向带负电的电板，反之亦然。没有加载电荷的液滴包裹着任何不需要的细胞，将不受干扰地通过电板。此外，试管可以被定位以捕捉被偏转的细胞，这样，不同类型的细胞就被分开来了。

1969年，他们发表了第一篇论文，介绍了一台可以从复杂样本中分离或收集一种类型细胞的仪器。[39]这台被称为"分离机

（Whizzer）"的仪器是在医学院的地下室制作的，造价约为1.4万美元。[40]这台仪器并非没有先例，这是一项结合了物理学、生物学和工程学概念的技术，如果有人以为是斯坦福大学的团队完全独立地完成了这项工作，是不对的。[41]例如，在20世纪60年代，在国际商业机器公司（IBM）工作的路易斯·卡门茨基（Louis Kamentsky）和他的同事，就制造了一台可以从正常细胞中分离出癌细胞的仪器。[42]虽然这台仪器有效，但还不够可靠，不能用于临床。[43]IBM将一台这样的仪器寄给了斯坦福大学的莱恩。莱恩说虽然他从未使用过它的设计，但他确实重新使用了它的部件。[44]

1963年，随着禁止大气层核试验条约的签订，洛斯阿拉莫斯的科学家不再需要监测放射性尘埃。因此，他们也将注意力转向了细胞的分类。当时，麦克·富勒（Mack Fulwyler）制作了一台仪器，可以根据细胞的大小进行分类。[45]富勒也采用了斯威特的想法来制作他的仪器。[46]尽管富勒的仪器不能根据任何生物特征来分类细胞，但对莱恩和李来说仍是很重要的。[47]富勒回忆说，洛斯阿拉莫斯的大多数科学家——主要是物理学家和工程师——并不特别看好，他们仅仅就是无法理解仔细检查单个细胞的意义。他们的想法仍然停留在"把满满一烧瓶的细胞磨碎，然后测量一些特性的平均值"。[48]

莱恩和李清楚地知道对细胞进行分类会产生的影响。他们清楚，要揭示免疫系统（或人体的其他任何部分）的复杂性，需要了解其组成细胞的不同特征和功能。他们意识到，如果不同类型的细胞能够在活着的时候被分类出来，那么每一种细胞都可以在后续的实验中单独或组合使用，以测试其功能。人们时常认为是莱恩独自主导了这一仪器的开发，因此各种科学奖也只授予他一个人。但他始终认为，所有的工作都是他与李共同完成的。莱恩说，他们一起"制作了一种强大的仪器"。[49]

即便如此，尽管他们很有远见，但他们或其他任何人都不可能预见这种类型的仪器实际上会变得多么强大。它对现代科学的重要性不亚于磁共振成像（MRI）或基因测序等更著名的技术。如今，在实验室和医院里，血液、组织或肿瘤样本都会通过流式细胞仪进行常规分析。流式细胞仪除了可以计数细胞类型，还可以检测是否存在病毒或细菌，或者人的免疫细胞是否良好或受损。例如，人们可以通过流式细胞仪对不同人接种疫苗后的反应方式进行研究。稍作调整，流式细胞仪还可以用来分析细胞是否存在基因异常，或研究海洋中遍布的微小生命形式。

尽管所有的细胞分选仪的工作原理与莱恩和李使用的基本原理相同，但今天的仪器要复杂得多，其中最贵的仪器价格约为100万美元。使用不同的激光器和检测器来仔细检查样本，可以分离出用多种标记物识别的细胞。一开始许多人都看不到这种可能性，莱恩联系了几家公司的人，他们都表示对实现这个想法根本不感兴趣。最终，美国医疗设备和试剂公司——碧迪公司的伯纳德·伯尼·肖尔（Bernard Bernie Shoor）看到了它的商业机会。当时，在斯坦福大学访问的肖尔正在寻找可商业化的技术，莱恩告诉他，自己的细胞分选仪正是他想要的。肖尔想知道自己的公司是否能卖出10台，或者他们是否有可能卖出30台这样的仪器？[50]莱恩认为甚至可能卖出100台。[51]肖尔赌了一把，碧迪公司认可了莱恩和李的技术。在半信半疑的情况下，碧迪公司计划以订购的方式销售仪器。最初，碧迪公司只向他们认为有能力充分使用这种仪器的科学家群体推广。[52]然而，仪器很快供不应求。显然，碧迪公司严重低估了该仪器的价值。截至2000年，大约有3万台流式细胞仪被用于全球的实验室和医院。[53]

2018年，流式细胞仪约有37亿美元的市场。[54]而且需求还在继续增长。如前文所述，莱恩和李都认为"金钱没有任何意义"。他们要求这项专利上署名的每个人都把他们的专利使用费转让给实验室，投入接下来的科学研究中。[55]

在"分离机"问世之后，相对较少的学术和工业实验室继续改进该技术，但从20世纪70年代中期开始，研究的重点转向了使用而不是开发流式细胞仪。[56]这项新发明的技术有望改变我们对人体内细胞多样性的理解，以及对地球上所有生命的理解。但是，即使在莱恩和李的仪器证明有效之后，还有一项重大突破仍需实现。

如果没有标记不同种类细胞的方法，他们的仪器是无法发挥作用的。而在他们的仪器刚开发出来时，只有少数试剂可以做到这一点。有一些染料可以将白细胞与红细胞分开染色；如果DNA细胞的基因含量不正常，对DNA进行染色的染料可以用来显示癌细胞的存在。从动物身上提取的血清①可以用来标记某些种类的人类细胞（血清中含有抗体，稍后我们再做讨论）。[57]但总的来说，由于标记试剂的匮乏，一开始限制了莱恩和李的仪器的使用。而值得庆幸的是，另一项革命性的进展就在眼前，它提供了一种精确标记细胞的方法。

一般来说，找到一种方法来标记不同类型细胞并不简单。一个典型的神经元有许多轴突从主细胞体中伸出来，看起来确实与红细胞的扁平、凹陷的圆盘形状极为不同。但是这些具有非常特殊的形状的细胞是特例。其他许多细胞在常规的显微镜下看起来很相似——都小而圆。更重要的是，人体内的每一个细胞都含有完全相同的基因组（除了精子或卵子，它们的基因数量只有一

---

① 血清，指血液凝固后，在血浆中除去纤维蛋白原及某些凝血因子后分离出的淡黄色透明液体或指纤维蛋白原已被除去的血浆。——编者注

半）。不同类型细胞之间的区别在于它们内部有哪些基因被"开启"了，这一点定义了一个细胞的特征、能力和功能。基因是产生蛋白质分子的代码，所以当一个基因被开启时，意味着含有该基因的细胞现在将要产生该基因编码的蛋白质分子。举个例子：红细胞的基因被开启后，能产生血红蛋白，血红蛋白相互结合释放氧气，使红细胞有能力将氧气从人们的肺部运送到身体的其他地方（事实上，血红蛋白是由不同基因编码的四个蛋白质分子组成的[58]）。红细胞中的这些基因被开启了，但在其他类型细胞中却没有被开启。再举一个例子：一种称为胸腺依赖性淋巴细胞（T细胞）的免疫细胞，其表面有一组称为T细胞受体的蛋白质，这是该类型细胞所特有的，对其检测受感染或癌变细胞的能力至关重要。简单地说，每个细胞在人体内的作用取决于该细胞所拥有的蛋白质。因此，为了区分不同种类的细胞，比如说，一份血液样本——其中包括红细胞、T细胞和无数其他细胞——莱恩和李需要一种可以标记每个细胞的有独特特征的蛋白质的方法。

1976年秋天，莱恩和李来到英国剑桥后，在英国医学研究委员会分子生物学实验室与塞萨尔·米尔斯坦（César Milstein）共事一年。在莱恩和李到剑桥之前，米尔斯坦和该实验室的一名博士后研究员乔治·科勒（Georges Köhler）一起开发了一项新技术——不是仪器，而是一个实验过程——后来在1984年他们因此获得了诺贝尔奖。米尔斯坦和科勒所发现的是一种生产某种分子的方法，这种分子可以附着在他们选择的几乎任何其他特定分子上。莱恩和李把英国医学研究委员会分子生物学实验室的方法带回了斯坦福大学——在米尔斯坦并不十分赞同的情况下[59]——可以说，这才是细胞分选"革命"真正开始的时候。

为了了解这一关键的发展，我们需要了解有关米尔斯坦和科勒所制造的那种分子的基础：抗体。抗体是身体的一些免疫细胞自然分泌的可溶性蛋白质分子，可附着在传染性细菌、病毒或其他危险物之上以消除危害。[60]制作抗体的方式很复杂，是人体最大的奇迹之一。被称为B细胞的免疫细胞可以分泌抗体，重要的是每个B细胞只产生一个版本的抗体。所有的抗体大致都是Y形的，但是每个B细胞产生的抗体在其分叉的两端都有一个独特的形状——可变区。可变区是抗体的一部分，它附着在其目标分子上，例如，目标分子可能是细菌外层上的分子。每个抗体的不同形状都是独一无二的，这意味着每个抗体只附着在自己的特定目标上。但真正令人惊讶的是，B细胞并不产生能够附着在病菌上的抗体。相反，每个抗体的顶端部分的形状几乎都是随机的。[61]然后，当骨髓产生B细胞时，会测试每一个B细胞，看它产生的抗体是否会恰好附着在身体中自然出现的任何东西上。如果抗体会附着在正常细胞上，那它就会被杀死或灭活以避免造成任何伤害。[62]这样一来，唯一能够从骨髓中分离出来的B细胞，只会产生能附着在异物上的抗体。

由于人体拥有大约100亿个B细胞，因此我们每个人都有能力制造大约100亿个不同形状的抗体。每一个抗体都能锁定人体内以前没有的东西。当单个B细胞确实有合适的抗体来锁定某种外来的、危险的东西时，B细胞就会繁殖，从而大量产生有用的抗体。通过这种方式，人体可以大量产生抗体，以对抗几乎任何进入体内的异物。[63]这就是我们的免疫系统对付从未遇到过的病菌，甚至包括宇宙中从未存在过的病菌的方式。

这意味着人类不能自然产生针对人类蛋白质的抗体——这正是莱恩和李一直在寻找标记人类蛋白质的试剂的原因。但是人类以外的其他动物可以产生这种抗体。因此，为了获得这样的抗体，小鼠（或其他动物）被接种了一种人类蛋白质疫苗——注射了一种特别制备的蛋白质，其中通常包括有助于引发强烈免疫反应的其他分子——几天后，可以从动物的脾脏（包含大量B细胞的器官）获得B细胞，这种B细胞能产生附着在该蛋白质上的抗体。

通常情况下，B细胞不能在动物体外长期存活，但米尔斯坦和科勒正是因为解决了这一问题而获得了诺贝尔奖。他们将产生抗体的B细胞与癌细胞融合，创造出具有癌细胞生长特性的新细胞，同时仍能产生由原始B细胞制造的抗体。为了将细胞融合在一起，他们使用了1953年在日本首次分离出来的仙台病毒，该病毒具有与B细胞融合的能力。米尔斯坦以前的研究已经确定了一种与

B细胞融合得特别好的小鼠癌细胞。

然后，通过充分稀释细胞，并将产生的少量悬浮液加入一个长方形塑料皿的微小压痕或孔中，从而分离出单个的产生抗体的B细胞。然后对每个孔中含有抗体的液体进行测试，测试其是否能与理想的目标相结合。[64]所有能产生适当抗体的B细胞被培养在一个大烧瓶中，几乎可以无限供应。[65]以这种方式生产的抗体被称为单克隆抗体，因为大量的这种抗体是由克隆细胞的培养产生的。换句话说，现在每个细胞都能产生完全相同的抗体，而不是由B细胞群产生很多不同的抗体。米尔斯坦爱好广泛，包括烹饪，他把以这种方式生产抗体的过程，称之为照单点菜。[66]现在，也可以通过其他方式生产单克隆抗体，例如将抗体编码基因直接转移到适当的生产细胞中，但这是一个细节。

米尔斯坦和科勒取得的成就，其重要性怎么说都不为过。[67]在医学上，抗体被用来杀死癌细胞，触发针对癌细胞的免疫活动，或在治疗类风湿性关节炎、多发性硬化症或其他自身免疫性疾病时用于抑制免疫反应。抗体也被用于诊断，如在孕期筛查中检测激素。例如，某些抗体的存在也是我们能够测试一个人是否接触过新型冠状病毒的基础。事实上，目前最赚钱的十种药品中，单克隆抗体占了一大半。单克隆抗体的生产已经成为一个每年价值近1000亿美元的产业。[68]但从科学的角度来说，最重要的是单克隆抗体正是莱恩和李所需要的：染料很容易附着在单克隆抗体上，因此它们可以被用来将特定的染料附着在特定的细胞上，这意味着可以用流式细胞仪来计数和分离染色后的细胞。不仅如此，细胞的分类不仅仅根据它们是否被简单地标记为"是"或"否"，而且是以一种精确的定量方式进行的，因此，用一种低水平抗体标记的细胞和用一种高水平抗体标记的细胞也可以被分离出来。这意味着可以对细胞扫描的微妙变化进行筛查、分离和研究。

米尔斯坦和科勒专注于追求B细胞如何产生抗体的基本科学知识，而不是经济利益。但是，由于他们从未为自己的方法申请专利，他们和英国的整个科学界可能都蒙受了损失。1979年当选为英国首相的撒切尔夫人公开批评这些科学家以及他们的资助者——英国医学研究委员会没有为这项技术申请专利。[69]米尔斯坦和其他许多人一直认为这种批评不公平。英国医学研究委员会的一位管理人员实际上已经调查了专利的申请，但是英国国家研究开发公司——该公司成立于1948年，旨在帮助学术界将技术商业化——其管理人员没有启动专利申请，因为他们无法确定抗体的"直接的实际应用"。[70]

当时，对米尔斯坦和科勒来说，一个更紧迫的问题是实验室的危机。就在他们的成果收稿发表时，他们生产抗体的过程失效了。最终，他们发现是其中一种溶液的制备出了问题。[71]与此同时，在美国，人们对专利有着不同的态度。病毒学家希拉里·科普罗斯基（Hilary Koprowski）是费城一家研究所的所长，他为其实验室开发的抗体申请了专利。最让人痛苦的是：他的实验室使用了米尔斯坦送给他的细胞来生产抗体。[72]这些专利帮助科普罗斯基和他人合作成立了森托科公司（Centocor），这是美国一家成立时间早并且非常成功的生物技术公司。[73]

在米尔斯坦余下的职业生涯中，他将自己实验室的方法和理念公之于众，造福人类，最终给英国带来了巨大的经济回报。[74]使用小鼠制造的抗体作为药物的一个问题是，人体认为这种抗体是外来的，并对它们产生免疫反应。为了解决这个问题，与米尔斯坦一起在剑桥工作的格雷戈里·温特（Gregory Winter）找到了让小鼠抗体更像人类自身抗体的方法（通过将小鼠抗体的部分基因换成人类的对应基因）。温特很快就看到了这些所谓的人源化抗体的商业潜力，从而获得了专利，成立了一个公司和发明了几种重要的药物，这反过来又为英国筹集了大量的资金。[75]米尔斯坦和科勒经常强调他们的研究是一个完美的例子，说明基础研究如何造就大型的重要企业。

米尔斯坦于1995年退休，但实际上，退休后的他也只有在星期六才休息。[76]他在与心脏病斗争多年后，于2002年3月去世，享年74岁。就在去世的前几天，他还提交了一篇待发表的论文，介绍了关于B细胞如何产生抗体的一些新细节。[77]科勒也死于心脏衰竭，但不幸的是，他在1995年3月就去世了，年仅48岁。[78]与米尔斯坦不同，科勒曾一直想在50岁时提前退休。[79]

一位著名的科学家评论说，如果科勒没有共同发明单克隆抗体，他的职业生涯可能会非常平凡："有可能他已经混入了大多数默默无闻的科学家中，做着不引人注目的工作。"[80]但笔者觉得这种说法听起来很怪。如果亚历山大·弗莱明（Alexander Fleming）没有发现青霉素，我们会知道他的名字吗？或者哈珀·李（Harper Lee）如果没有写出《杀死一只知更鸟》（*To Kill a Mockingbird*），我们会知道她吗？科勒确实参与发明了单克隆抗体。"引人注目"的评价根本不足以形容这一伟大的发明。

有了单克隆抗体，用流式细胞仪研究细胞变得相对容易，而且更加精确，因为特定的人类细胞可以很容易地被标记，所以问题就变成了应该用这个新工具来做什么。像许多实验室一样，莱恩和李在自己职业生涯的剩余时间里，将很大一部分时间用于解决艾滋病问题。李回忆说："在艾滋病大流行的初期，生活在旧金山地区就像生活在交战区。在实验室工作时，你不可能不考虑自己所做的事情是否会对此有所帮助。"[81]

艾滋病病毒不能自我复制——任何病毒都不能自我复制。病毒只有进入人体的细胞内，劫持细胞复制基因的机制才能传播，这通常发生在细胞分裂的时候。不同的病毒进入不同类型的细胞，这也就是为什么每种病毒都与特定症状有关的原因之一。艾滋病病毒通过锁定一种名为CD4的蛋白进入被称为T细胞的免疫细胞内，这种蛋白质会存在于一些T细胞的表面。[82]但随着病毒进入这些T细胞，T细胞会遭到破坏，因此随着疾病的发展，含有CD4蛋白的T细胞数量会减少。事实上，由于目前尚不十分清楚一连串复杂的事件，这些T细胞减少的数量甚至超过了病毒直接杀死的T细胞数量。[83]这种细胞损失的重要性体现在两个方面。首先，T细胞数量的减少是艾滋病患者通常遭受其他感染的核心原因。其次，这个过程可以有助于诊断一个人是否患有艾滋病。从20世纪90年代初开始，使用流式细胞仪测量到的这些T细胞的数量偏低——低CD4计数——被广泛认为是艾滋病的一个关键特征。诊断艾滋病的迫切需求导致了流式细胞仪的加速发展，而且很快仪器就改进得更便宜和更小巧，因此它们可以更广泛地被使用。

莱恩和李并没有直接参与开发最终被证明对艾滋病病毒有效的鸡尾酒药物，现在被称为高效抗反转录病毒治疗（HAART）。但是他们开创的工具在每一步都发挥了至关重要的作用：让我们通过临床监测每个感染者的健康状况，对免疫系统的问题有了基本的了解，最终评估治疗是否有效。毋庸置疑，艾滋病仍然是一个全球健康问题。例如，全球每周约有6200名15岁至24岁的女性会感染艾滋病病毒。[84]如果有一天出现了疫苗或其他类型的预防药物，其发现的过程很有可能会使用到莱恩和李发明的仪器。

流式细胞仪还帮助我们了解各种其他疾病。例如，它能够帮助我们逐个细胞地研究肿瘤的活检。这给我们的启发是：人的肿瘤不是一种而是上百万种不同的疾病，因为每个肿瘤细胞都有细微的不同。每个细胞对任何一种药物都有自己的抗性或敏感性，这就是为什么癌症患者经常使用几种药物进行联合治疗。通过对一个人的肿瘤进行详细分析，可以对治疗方案进行相应的调整。

除了用于治疗疾病，流式细胞仪还改变了我们看待人体的方式。人体平均包含大约37万亿个细胞，而流式细胞仪使我们对细胞的作用有了现代化的认识。例如，我们的免疫系统由许多类型的细胞组成——T细胞、B细胞等——但人们对这些细胞已经很熟悉。每个细胞都是独特的，或多或少含有该类型细胞中的每一种蛋白质成分。笔者的研究小组刚好研究的一种免疫细胞被称为自然杀伤细胞。每一滴血液中大约有1000个这样的免疫细胞，它们特别擅长检测和杀死已经癌变或已经感染病毒的细胞。但并非所有的自然杀伤细胞都是一样的。据一项分析估计，每个人身上都有成千上万个这种免疫细胞的变体。[85]2020年，笔者的研究实验室进行了一项分析，表明血液中的自然杀伤细胞变体可以分为八类。[86]我们还不完全清楚它们在体内的不同作用，但有些可能特别善于攻击特定种类的病毒，有些可能更善于检测癌症，等等。[87]其他类型的免疫细胞也同样多样，甚至更丰富。显然，我们的组成细胞和细胞组成的人类一样丰富多彩，了解如此复杂的细胞群如何共同工作，比如抵御疾病，是一个重要的前沿领域。为了深入了解这种复杂性，混合细胞和液滴的仪器必须与结果的计算分析相结合。为此，必须将人类细胞的多样性转化为算法的语言。

想象一个只含有X和Y两种蛋白质的细胞。每个细胞都有特定数量的这两种蛋白质。这可以表示为图形上的一个点，其中蛋白质X的水平在横轴X轴的一个位置上，而蛋白质Y的水平在纵轴Y轴的一个位置上。例如，一个细胞可能含有大量的蛋白质X和少量的蛋白质Y（流式细胞仪可以用不同量的两种抗体染色来显示这一点）。那么，这个细胞可以被标记为该坐标系第一象限中的一个点。当每个细胞在该坐标系上占据一个位置时，那些两种蛋白质水平相似的细胞——可能是同一类型的细胞——就会呈现为一簇点。如果以这种方式绘制数千或数百万个细胞，出现的离散集群的数量就能表明有多少种类型的细胞。此外，一簇点中点的数量表明了某种类型细胞的数量。这种算法的奇妙之处在于，通过这种分析可以揭示一个血液样本或肿瘤活检样本中存在多少种细胞，不需要以任何方式指导我们了解可能会发现哪些细胞。这意味着，可能会出现意想不到的结果。一簇点可能会显示出意想不到的特性——意味着发现了一种新类型的细胞。

当然，细胞并不只含有两种类型的蛋白质，每个细胞都包含大约1万种不同类型的蛋白质。莱恩和李的仪器的现代版本能够测量其中大约30种蛋白质。虽然使用了同样的原理，但现在的高端流式细胞仪使用多种激光器和检测器，以及计算分析，以解释不同染料发出的光的颜色的任何重叠。我们无法想象在一个有30个轴的坐标系中来表示细胞，但计算机算法可以进行处理分析，方式与只包含两个变量的情况相同。换句话说，人们可以根据这30种蛋白质的含量对细胞进行分类，也可以识别和筛查不同类型的细胞。

曾与莱恩和李一起接受过培训的斯坦福大学的加里·诺兰（Gary Nolan），为这项技术带来了最新进展，他开发了一种被称为大量细胞计数法的算法。[88]这种方法用不同的金属原子取代了荧光染料来标记抗体。其优点是可以在同一个样品上使用更多的标签，因为与通过颜色来区分差异的染料相比，金属可以通过其质量和电荷更精确地区分抗体。凭借这项技术，可以测量单个细胞的多达100个不同的特征。而且，这种类型的分析还有更大的潜力。

过去的十年里，开发出来了一种特别重要的方法——单细胞核糖核酸（RNA）[1]测序——可以测量每个细胞在多大程度上使用它所拥有的2万个人类基因。为了理解这一点，我们需要考虑细胞如何使用基因。简单地说，每个基因都编码了制造一种蛋白质分子的指令。当一个基因被"开启"时，它的DNA序列被复制到另一个分子中，称为信使RNA，然后信使RNA从细胞核中流出，触发相应蛋白质的产生。因此，对细胞的信使RNA分子进行测序，我们可以了解哪些基因是活跃的，即哪些基因已被开启用以生产蛋白质。

实现这一目标的方式因仪器而异，而且每隔一段时间就会有新的仪器推出，所有这些仪器都得益于遗传物质测序变得容易和便宜的事实。这一领域的早期研究使用了莱恩和李的仪器，这作为第一步，分离出用于研究的特定类型的细胞。[89]如今，在一个极小的芯片内，单个细胞通常就在液滴[2]内进行分离。这本身就是一个匪夷所思的工程壮举，也是另一个完全不同的专业——纳米流体学的研究成果。单个细胞在这些液滴中被打破，这样细胞的信使RNA内容就会释放出来，并附着在一个小珠子上，小珠子表明所有这些RNA分子来自同一个细胞。接下来便是对信使RNA进行测序。最重要的是，一个细胞对2万个基因的使用率——称为细

---

[1] 核糖核酸（RNA），是由四种核糖核苷酸经磷酸二酯键连接而成的长链聚合物，是遗传信息载体。——编者注

[2] 液滴，弥散存在于液相或气相中的众多液体颗粒。——编者注

胞的转录组——可以被分析以创建一幅"细胞地图"。基因组相似的细胞被安排在一起，而基因组差异较大的细胞则相距甚远。实现这一点的算法来自其他科学领域，例如用于分析社交网络的算法。之后，人们要花几天甚至几年的时间来挖掘结果，破译"细胞地图"的含义，计算有多少种类型的细胞，研究是什么决定了它们的差异、它们在体内有什么作用，等等。举个例子，莱恩和李的仪器可以用来分离一个血样中的所有B细胞，然后用单细胞RNA测序来绘制每一个B细胞的细微变化。

解释这种数据有很多困难。例如，具有不同基因活动图谱的细胞可能是不同种类的细胞，或者它们可能是同一个细胞，只是处于不同状态或情况，比如细胞近期是否有过分裂。解开这个问题需要具有不同专业知识背景的科学家，如计算机科学家、细胞生物学家等。这种类型的研究在各方面都很困难——从科学本身到大型团队的社会学——但回报也可能是巨大的。

对于一个由29名科学家组成的联合体来说，这当然是一件好事，他们着手分析气管的内壁，这个11厘米长的管道将空气从我们的喉咙输送到肺部。参与这项工作的一个人，摩什·比顿（Moshe Biton）非常谨慎地强调，没有任何人能够独立完成这类项目。[90]共同领导这项研究的在以色列出生的美国科学家阿维夫·雷格夫（Aviv Regev）也强调了这一点：需要很多人共同努力才能实现这一目标。[91]该团队先是研究了小鼠的气管。气管中存在的六种已知类型的细胞都出现在分析结果中。每种类型细胞的细微变化都被一一揭示出来——这虽然很有趣，但不是一个突破。更重要的是，有一小部分细胞似乎与之前所见的任何细胞都不相符。[92]该团队在查看总共300个细胞的分析结果时，其中只有3个细胞看起来与预期的任何细胞都不同，这是该团队第一次发现这种细胞。[93]如果是2个细胞，研究小组可能会把它们当作数据中的余杂结果而不予理会——但3个奇怪的细胞值得仔细观察。[94]在实验室里，他们被戏称为"热细胞"。[95]研究人员重复了几次实验，偶然发现，他们真的在气管中发现了一种新型细胞。

结果，另一个小组也分别发现了同样的细胞。当一个小组的人去参加另一个小组的人举办的研讨会时，他们才偶然得知了对方的工作。比顿回忆道："两组人分别发现了相同的结果，这是科学的美妙时刻。"[96]两个小组都证实了这些新细胞存在于人类和小鼠的呼吸道中，在会面后，他们同意联名发表他们的两篇论文。[97]曾经，就像列文虎克发现精子那样，本质上只不过是一个放大镜的原始的显微镜可以直接和直观地揭示一个新的细胞。如今，电脑屏幕上的分析也给我们带来了这种启示。但是，二者同样精彩。

这些新细胞以前没有被注意到，只是因为它们罕见，只占气道中细胞数量的1%左右。但这并不意味着这些细胞不重要。当这两个团队详细研究了这些细胞所含的独特基因时，他们发现了一些令人吃惊的事情。这些细胞中一个特别活跃的基因被证明是囊性纤维化穿膜传导调节蛋白（CFTR）。这将他们研究的意义带到了一个全新的高度，因为这个基因的突变会导致囊性纤维化[①]。

自从1989年CFTR基因和囊性纤维化之间的关系被发现以来，功能失调的CFTR基因遗传究竟如何导致了囊性纤维化，一直是个谜。[98]囊性纤维化是一种复杂的疾病，通常发病于儿童时期，症状通常包括肺部感染和呼吸困难。这种疾病虽然可以治疗，但无法治愈。现在看来，理解囊性纤维化病因的关键很可能在于破解这些新发现的细胞的作用，以及如果CFTR基因有缺陷，这些细胞会有什么变化。目前这项研究正在进行中。但从这一发现和其他使用类似方法的研究中可以感觉到，我们对人体细胞的理解正在被这种新的、突破性的生物学和计算机科学的结合所改变。[99]

而那将是许多革命性的发现产生的地方——人类细胞图谱项目。

---

① 囊性纤维化是一种全身性外分泌腺功能失调的常染色体隐性遗传性疾病。——编者注

2014年，雷格夫在开始她的研究前，呼吁开展一个大胆的新项目：人类细胞图谱。[100]其他一些科学家也有同样的想法，他们于2016年10月在伦敦组织了一次会议，93位科学家齐聚一堂，达成了一致意见：人类需要定义人体的每一个细胞。简而言之，他们打算绘制人体的"细胞地图"。一年后，他们起草了一个具体的计划——先对来自不同系统和器官的1亿个细胞进行测绘，这些细胞来自全球各地的很多人。[101]后来，70多个国家和地区的数千名科学家加入了该项目。雷格夫特别自豪的是，研究人体细胞的科研团队内部本身就是多样化的，这也是理所应当的。[102]

事实上，这项工作的范围和规模将不止一张"细胞地图"。研究者将细胞在人体内的位置，以及它们所包含的基因识别出来，并对其进行分析来揭示不同细胞在何时何地相互作用，哪些细胞由其他细胞发展而来，等等。通过比较不同人的样本，他们更深入地了解身体健康到疾病的过渡方式，例如，从青年到老年。这一切都源于对人体细胞的深入研究，这种研究随着流式细胞仪的发明而呈爆炸性增长，并且现在仍在继续，其水平是人们在莱恩和李的"分离机"问世时完全无法想象的。

这一大胆的新目标在许多方面是人类基因组计划的直接结果。2003年4月，人类基因组序列图公之于众，基因研究呈爆炸性增长。结果，各种各样的基因变异都与对某种特定疾病的易感性增加有关。但关键的是，遗传病表现在通常使用该基因的特定细胞中。人类细胞图谱项目将弥合抽象的基因序列和人体的物理特性之间的差距。刚才的例子——新的罕见细胞含有囊性纤维化基因——足以说明这是多么重要。另一个例子来自孕妇。

多年前，人们就已经知道免疫系统与怀孕密切相关。例如，在有过三次或以上流产的夫妇中，免疫系统基因的某些组合比预期的偶然性略高。[103]我们不明白为什么会这样，而弄清楚这个问题在医学上可能对解决怀孕的问题很重要。为了解决这个问题，一个科学家联盟分析了大约7万个来自胎盘和子宫内膜的细胞，这些细胞来自怀孕6~14周期间妊娠终止的妇女。[104]

正如我们在第二章所讨论的那样，胎盘是母亲和发育中的胎儿之间来回传递营养和气体的器官。人们曾经认为，母亲的免疫系统必须在胎盘嵌入的子宫内膜中被关闭，这样免疫系统才不会因为胎盘和胎儿一部分的基因来自父亲，而将其作为异类发起攻击。[105]但是，科学已经证明这种观点是错误的——或者至少是太简单了。在子宫里，母亲的免疫细胞的活动有所减弱，大概是为了防止对胎儿的细胞产生不良反应，但免疫系统并没有被关闭。相反，自然杀伤细胞——之前介绍过的善于杀死癌细胞的免疫细胞——在子宫内承担了完全不同的、更具建设性的工作：帮助建立胎盘。事实上，来自子宫的自然杀伤细胞被证明具有一个特殊的基因组合，表明了它们与血液中的同类细胞非常不同。对7万个细胞的分析突出表明，各种其他免疫细胞在构建胎盘的过程中也很重要。人们尚不清楚它们的具体作用——这超出了现有知识的范围。正如一位科学家所说，我们才刚刚开始能够破解"怀孕的免疫学密码"。[106]

　　现居英国的穆兹利法·哈尼法（Muzlifah Haniffa）出生于马来西亚，父母都是印度人，哈尼法是领导这个项目的三位女性之一。当笔者问她是如何开始自己的研究之旅时，她说："从我出生的那一刻起，爸爸就希望我成为一名医生。"[107]现在，身为一名医生和科学家，她几乎每天都从两个角度观察人体：屏幕上细胞的计算分析和来看病的患者。就好像建桥的石头和它们砌成的桥拱。目前，这两种观点还不容易融合，但随着我们理解的加深，它们终会融合起来。哈尼法认为，在未来，医生日常使用的工具，如听诊器或血常规检测仪等，将被测量我们身体细胞的仪器所取代。[108]算法将分析测量结果，确诊疾病并预测最佳治疗方法。其他医生也都同意她的观点——这是一定会实现的事情。[109]我们已经能够接受将个人基因信息用于指导我们的健康。但是，一场更悄无声息的——甚至是秘密的——"革命"也在发生，它可能对未来的医疗保健产生更大的影响，即人体细胞的深度分析。

第四章

—

多彩的大脑

认知——推理、想象、信仰……这很难……它在哪里发生？如何发生？
如果你有选择，你会选择老鼠吗？你会选择光学吗？你会用激光刺激大
脑并花时间观察它吗？

—— 英国剧作家汤姆·斯托帕德（Tom Stoppard），

电影《难题》（*The Hard Problem*）

1873年，意大利生物学家卡米洛·高尔基（Camillo Golgi）发现用硝酸银和重铬酸钾的组合可以增强细胞外缘的亮度，使它们在显微镜下可见。15年后，西班牙科学家圣地亚哥·拉蒙·伊·卡哈尔（Santiago Ramón y Cajal）用这些化学品对大脑切片进行染色，并取得了突破性的发现。当时，人们并不清楚大脑是由什么构成的。卡米洛·高尔基坚持认为大脑是由一个连续的纤维网络组成的。但卡哈尔认为这是不正确的。卡哈尔观察到大脑是由独立的细胞——神经元组成的，他发现在两个单独的神经元连接的地方，细胞边缘之间有一个微小的间隙——突触——我们现在知道这是化学信号和电信号从一个细胞传递到另一个细胞的连接点。卡米洛·高尔基试图反驳卡哈尔的说法，他们之间的分歧很快就变成了私人恩怨。最终，卡哈尔退出了争论——而且被证明是正确的——但卡米洛·高尔基仍然不依不饶，继续在科学会议的大厅和休息室里批评卡哈尔。[1]他们只见过一次面，就是在1906年他们一起领取诺贝尔奖的时候。即使在这样的场合，卡米洛·高尔基的演讲也没有放弃否定"神经元理论"，暗示它不再受人们欢迎——事实并非如此。[2]由于他们的成果是如此重要，所以他们的争斗成为传奇。大脑是由独立的细胞组成的，它们通过突触相互交流，这一发现是我们理解这一器官的基础，并开辟了脑外科和神经科药物治疗的可能性。

　　一个多世纪后的今天，人们对突触的研究已经非常详尽。积聚在突触内的蛋白质分子可以被分离出来，在单个原子的量级上进行研究。例如，通过这种方式，我们可以准确地看到麦角酸二乙基酰胺①（LSD）药物是如何锁定检测5-羟色胺的特定受体蛋白的，5-羟色胺是一种化学神经递质，在大脑的各种活动中发挥着关键作用。[3]我们也可以分析一种抗精神病药物如何以原子级的嵌合方式连接到另一种关键神经递质——多巴胺的受体上。[4]这种程度的细节——即使在现实中尚未实现，但至少在原理上——可以帮助我们设计新的药物，这种药物能更紧密地锁定大脑中的这些目标，有望减少其副作用。但是，这种原子量级的观点并不能揭示出太多关于大脑如何真正工作的信息。因为这种观察过于微观，就像是分析达·芬奇使用的颜料的化学成分无助于解读油画《蒙娜丽莎》一样。

　　在功能磁共振成像②（fMRI）的帮助下，我们可以获得更宏观的视野。[5]我们可以用它来绘制一幅受试者大脑活动的实时图像。先让受试者躺下，让其将头放置在一个价值几百万美元的大

①　麦角酸二乙基酰胺是一种强烈的半人工致幻剂。——编者注
②　功能磁共振成像是检测和分析组织分子水平的代谢、生理功能状态的磁共振成像方法。——编者注

型圆环形机器的孔中，该机器使用强磁场来检测大脑内富氧血液的流动——大脑活动的指标。这种方法之所以有效是因为血红蛋白——红细胞中携带氧气并在需要时释放氧气的成分——是否结合了氧气，而有着细微不同的磁性。[6]这种扫描可以检测出，例如，大脑的哪些部分受到了中风或创伤的影响。它也是用于生成人们熟悉的大脑图片的主要技术之一，大脑的一部分在对特定刺激或体验的反应中被"点亮"。这种高科技仪器已被用于无数次的实验，包括一个旨在破解当代最重要的辩论的实验：可口可乐对百事可乐。

从化学成分上看，这两种饮料非常相似，但人们往往对其中一种有强烈的偏爱。为了弄清原因，科学家们对受试者分别喝下这两种饮料后的大脑活动进行了扫描。令人惊讶的是，在品尝饮料时，受试者大脑中的活跃部分发生了变化，这不是取决于他们喝的是哪种品牌的饮料，而是取决于他们是否知道自己喝的是哪种品牌的饮料。[7]如果受试者事先被告知了品尝的是哪种品牌的饮料，可以观察到他们大脑中与记忆和认知控制有关的部分活动量增加。同样，另一项研究发现当人们被告知一种饮料很贵时，他们会更喜欢它的味道。[8]当他们认为饮料的价格更高时，大脑中负责体验愉悦感的部分更加活跃。显然，我们对饮料的偏好并不仅仅是基于它们的口味。

事实上，虽然在感觉上我们是在观察和见证我们周围的世界，但事实是我们所经历的一切实际都是由我们的大脑创造出来的。例如，光是一种电场和磁场的振荡波，是一种实体和能量形式。光并没有颜色。光是我们的大脑将其振荡的频率解读为颜色的感知。我们在外部世界看到的东西显然与我们不是一体的，但日落的壮观、彩虹的奇观和我们描述另一个人的方式都是在我们自己的大脑中创造的。美在于欣赏者的大脑。同样，各种饮料都只是分子的混合物。它们的味道和我们的喜好都是在我们的大脑中创造的。[9]正如1999年的科幻电影《黑客帝国》（*The Matrix*）中莫菲斯（Morpheus）对尼奥（Neo）的解释——"真实只是由你的大脑解释的电信号"。

使用功能磁共振成像的研究揭示了大脑的哪些部分负责我们的行为和感觉。[10]但这些研究尚不能揭秘大脑的真正运作方式。这是因为功能磁共振成像和其他医学成像技术无法观察到单个神经元的活动。实际上，这些技术生成的大脑活动图是复杂的统计分析的结果，它将大脑视为一系列的立方体或体素，每个体素的大小约为一立方毫米，其中包含约100万个神经元。大脑活动图可以显示出大脑某一个区域的活动是否增强，但无法确定是哪些特定的神经元在起作用或有什么影响。换句话说，虽然原子量级的观察过于微观了，但功能磁共振成像扫描能够让我们获得更宏观的观察视角。这就像人们试图通过分析参观《蒙娜丽莎》的人数来了解这幅画。《蒙娜丽莎》的参观人数比卢浮宫里的其他画作多，这说明了这幅画的重要性，但并不能解读这幅画本身。

大多数科学家认为，认识大脑的关键在于了解其回路——神经元之间的连接关系。但由于各种原因，这一点被证明是难以研究的。最重要的问题是，连接神经元的细小突起是极难追踪的，而且它们的数量多得令人难以想象。人的大脑由860亿个神经元组成，每个神经元都有许多从其主细胞体中伸出的长长的细线，树突用于接收信号，轴突用于发送信号。[11]当信息从一个神经元传到另一个神经元时，电信号会穿过一个细胞的轴突，触发神经递质释放到轴突的末端，接收神经元表面突出的受体蛋白会检测到这些信号。860亿个神经元由总共大约100万亿个突触连接，每个突触可以让信息从一个细胞传递到另一个细胞。各种各样的信息都可以用一种我们几乎无法理解的化学语言通过突触发送。神经递质的类型超过100种，检测神经递质的受体种类甚至更多。此外，一些突触还允许电信号从一个细胞传递到另一个细胞，这又增加了研究的复杂性。

神经元本身也存在着巨大的多样性。例如，1837年发现的以捷克科学家命名的浦肯野细胞（Purkinje cells）的神经元，有一个轴突和特别密集的树突分支，而经常负责感觉传递的双极神经元，只有一个轴突和一个树突。但这种描述还不足以体现神经元的实际差异。事实上，我们甚至不知道有多少种类型的神经元。[12]而且不可思议的是，人脑所包含的远不止神经元。神经元甚至不是最常见的脑细胞类型——事实上，最常见的脑细胞是胶质细胞。人的大脑中大约有1000亿个胶质细胞。胶质细胞曾经被认为几乎没有什么作用，但现在我们知道它们参与了大脑的各种活动，包括构成和调节神经连接。[13]胶质细胞的种类也十分丰富，它们的重要性也开始被重视起来。[14]

简而言之，人的大脑是我们所知的宇宙中最复杂的研究对象。文化、发明和人类对地球所做的一切等皆是因它而起——更不用说人们的个人感受、记忆、梦想和情感等。也许最神秘的是，人类的自我意识和做出选择的行为。对于医学来说，这些细胞和它们联结的方式隐藏着阿尔茨海默病、帕金森病、癫痫、精神分裂症、自闭症、抑郁症等疾病的秘密。认识人类大脑，这一问题不论是从难度还是重要性来说，在所有生物学中，也许在所有科学中都是首屈一指的。

当卡哈尔发现突触时，他使用了卡米洛·高尔基的染色剂来稀疏地标记细胞，每几百个细胞中只有一个细胞的边缘增强了亮度。这样一来，他就可以突出单个神经元的形状。但是为了了解大脑的整体回路，我们需要观察到所有的神经元，而不是仅仅几个。然而，如果用卡哈尔使用的化学品对大脑中的所有细胞进行染色，整个大脑会呈现出相同的黑褐色，我们将无法辨认出单个细胞，更不用说它们的突起了。我们需要的是一种既能突出显示所有的神经元，又能单独分辨每个神经元的方法。这种方法就是"脑虹"（Brainbow）———一种将对大脑的观察提升到全新水平的技术。

杰夫·利奇特曼（Jeff Lichtman）一生中的几十年都在致力于发明"脑虹"。他的父亲是一名医生，家里总是有一台显微镜让他摆弄。[15]杰夫·利奇特曼说，这给他提供了很大的优势——他从不害怕接触实验室技术。我们在第一章中认识的那些接受过物理学或数学训练的先驱们，对光学和光的路径进行了深入思考，而利奇特曼的兴趣只在于制作一台显微镜并不断改进它。在他职业生涯早期，他便拥有了显微镜设计的几个专利。更重要的是，利奇特曼接受的是医学教育，他心中一直有一个明确的生物学目标——了解大脑。1980年，他在自己的博士论文中曾提到找到一种能观察到大脑中的一切的方法有多么重要，后来他在哈佛大学的实验室团队也曾多次尝试观察神经元。但直到2005年，他才发现了一些看起来似乎真正可行的方法。[16]

"脑虹"的概念是通过给所有的神经元上色来展示大脑中的所有神经元，每个神经元都有不同的颜色。就像电视或电脑屏幕混合三种颜色——红色、绿色和蓝色——在屏幕上显示出彩虹的

所有颜色一样，"脑虹"通过在每个独立的神经元上附着不同量
的红色、绿色和蓝色荧光蛋白而发挥作用。荧光蛋白分配的量是
随机的，而这却能让每个神经元最终与相邻的神经元呈现不同的
颜色。这样一来，至少在理论上，每个细胞都可以被单独凸显出
来。[17]为了实现这一点，还要用到一些遗传学的技术。

在利奇特曼的实验室里，不同颜色编码的荧光蛋白——绿
色、蓝色和红色——的基因被添加到小鼠胚胎的基因组中。（绿
色和蓝色蛋白是下村修在1962年首次从水母中分离出来的荧光蛋白
的变种，而红色蛋白是1999年在莫斯科从珊瑚中分离出来的。[18]）
蛋白质上连接了一小段DNA，以确保彩色蛋白质只在神经元中产
生。但这一方法最重要的部分是插入的基因是作为一个基因盒的
多份拷贝加入的，每个基因盒都包含红、绿、蓝三种颜色的基
因。在每个基因盒中，编码颜色的基因的两侧是一小段DNA，它
的作用是成为一种酶的目标，这种酶会去除或灭活基因。然后，
在小鼠大脑的发育过程中，该系统被设计成从每个基因盒中随机
选择一种颜色并完整地保留，而另外两种颜色将被移除或关闭。
只有那些完整保留的基因才会真正产生荧光蛋白。由于每个细胞
都有基因盒的多个拷贝，每个拷贝都有一个随机选择的基因保持
不变，因此每个细胞最终都有一组不同的彩色蛋白质。例如，一
个神经元可能最终有两个产生红色蛋白质的基因拷贝和一个产生
蓝色蛋白质的基因拷贝，使其整体呈现出红紫色。与此同时，其

他神经元也会有其他的基因组合，并呈现出不同的颜色。[19]从统计学上看，由于可以很容易地获得100种左右的颜色，任何两个相邻的神经元最终出现完全相同颜色的概率很小。正如该项目的共同负责人约书亚·萨内斯（Joshua Sanes）所说，这些基因设定的工作原理和老虎机一样，"某一次会出现樱桃、橙子、柠檬的组合。而另一次，则会是柠檬、柠檬、柠檬的组合"。[20]

2005年的一天，利奇特曼和实验室的年轻法国研究员让·利维特（Jean Livet）将这种转基因小鼠的大脑皮层的一部分放在他们最先进的显微镜的镜头下。[21]与显微镜相连的电脑屏幕依次显示出了每种颜色。最先显示出来的是红色蛋白质。当一束激光扫描标本时，电脑屏幕上出现了红色的斑点。利奇特曼回忆说，他很激动，因为图像显示一些细胞是鲜红色的，一些细胞只有一点红色，还有一些黑色区域，这一区域的细胞产生的红色蛋白非常少，或者根本就没有。然后，就像荧幕前的幕布被拉开了一样，蓝色蛋白质出现了。同样，一些细胞颜色明亮，另一些则暗淡无光，还有一些根本就不发光。在蓝色和红色重叠的地方，细胞变成了不同程度的紫色。接下来出现了绿色层，最后，在他们的眼前，出现了一个彩色的大脑切片图像。利奇特曼回忆说："天哪，这太不可思议了。"他认为这是他所见过的最令人惊叹的图像。[22]2007年，"脑虹"图片正式发表，登上了各大国际媒体。它们和哈勃空间望远镜的图像一样迷人，区别在于它们展现的是大脑中的"宇宙"。

　　这只是"脑虹"的第一个版本，此后这一程序得到了改进。[23]识别"脑虹"图片中的神经元取决于计算机分析是否能够在"嘈杂"的显微镜图片中辨别出不同的颜色，这只适用于100种左右的不同色调。增加这一数字的方法之一是修改基因，使彩色蛋白质只出现在细胞内的特定位置，从而可以识别更多的细胞。例如，一组荧光蛋白可以位于细胞的表面，另一组则位于其内部。实际上，这能使每个细胞的轮廓和内部都有不同的颜色。当然，另一组蛋白质也可用于标记细胞内的特定结构，如产生能量的线粒体。换句话说，基因可以成为艺术工具，类似于脑细胞专用的简单版的画图软件。

　　科学家今天面临的大问题已经不再是卡哈尔和卡米洛·高尔基所争论的问题——大脑是由一个连续的网络还是由独立的细胞组成——而是类似这样的问题：例如，会骑自行车的人的大脑与不会骑自行车的人的大脑相比，有什么不同？或者正如利奇特曼所说，"骑自行车的技能在人的大脑中会如何呈现？这部分有多重？位于大脑的哪个位置？"他还说："如果不深入研究神经系统回路的深层奥秘，就无法回答这样的问题。"[24]事实上，大脑的回路——神经元之间互相连接的"地图"——被认为如此重要，为了描述它，有人创造了一

个新词——连接组①（connectome）。[25]2005年，在谷歌上搜索
"连接组"这个词，只有大约10个结果。[26]现在，同样的搜索
已有了100多万个结果。普林斯顿大学的计算机科学家承现峻
（Sebastian Seung）说："你就是你的连接组。"[27]他认为绘制
"整个人类的连接组是有史以来最大的技术挑战之一"。[28]

可能连接组还不足以揭示像"骑自行车"这样的事情是如
何在大脑中表现出来的。例如，每个突触的信号强度或其动态变
化等细微之处可能也非常关键。事实是，在某种程度上，一个人
的大脑回路图很可能每天都在变化。但利奇特曼认为，大脑所做
的很多事情并不那么微妙。大脑会发生巨大的变化，尤其是在婴
儿期和儿童早期。起初，大脑会超量产生突触，然后随着我们的
成长而被"修剪"。一岁孩子大脑的突触数量大约是成年人的两
倍。[29]就好像我们生命刚开始时，大脑细胞会不分青红皂白地联
结，然后简化为实际需要的东西。换句话说，大脑通过去除大量
的突触来适应我们的体验。这表明，至少我们的一些体验在极大
地而不是轻微地塑造了大脑的"线路图"——这符合大脑连接组
能够显示"骑自行车"这件事的构想。

---

① 连接组，是利用各种成像技术及电生理技术在宏观、介观及微
  观尺度上建立动物或人脑中脑区、神经元群或神经元之间的连接
  图。——编者注

即使大脑不能以任何简单的方式显示"骑自行车"这件事，获得连接组也是良好的第一步。利奇特曼认为这一步的重要性不亚于获得人类基因组的完整序列之于遗传学的重要性。在人类基因组计划开始的时候，人们甚至不知道人类基因的数量。现在，人类基因组的序列已经成为解决各种重要问题的基础，包括基因变异如何影响健康和疾病（我们将在最后一章中再次探讨这个问题）。《脑的概念》（*The Idea of the Brain*）一书的作者马修·科布（Matthew Cobb）同意利奇特曼的观点：虽然我们不知道连接组会揭示些什么，但这是很好的第一步——"我们需要详细到这种程度的信息"。[30]

获得连接组可能有助于发现适用于人体其他部位研究的原理和启发。虽然大脑在很多方面都很特别，但身体各种系统都涉及细胞网络，它们的活动也都通过"有线连接"来协调。例如，我们了解免疫系统的各个部分——哪种细胞善于吞噬细菌，哪种细胞更善于检测病毒感染——但我们对该系统如何整体运作还知之甚少。问题是免疫系统涉及数十亿个细胞通过血液和组织在体内移动，免疫细胞与其他细胞建立了数不清的短暂联系，这使得人们很难捕捉到免疫系统的"线路图"。正如利奇特曼所说，对于大脑，我们至少还可以弄清楚它的线路图。[31]

尽管有这样的希望，与"脑虹"给人的视觉震撼相比，它的科学力量还没有显现。利奇特曼说："我们对其的了解还不如预期。"[32]即使在一片薄薄的大脑切片中，也有成千上万重叠和纠缠在一起的分支树突和轴突，事实证明，我们还无法记录它们。"脑虹"图像远看很美，但靠近一看，彩色线条相互浸染。问题出在显微镜上。显微镜还不够强大，无法解析密集网络中如此多的极其精细的细节。利奇特曼的团队曾尝试使用超级分辨率显微镜（参见第一章中的介绍）来改善情况，但效果不佳。[33]

在寻求了解大脑，甚至只是定义大脑连接组的过程中，"脑虹"已被证明只是一个中途站，而不是终点站。在未来，我们很可能会回归到这个问题。例如，如果"脑虹"的颜色和色调不是随机的，而是表明了一些重要的信息，如神经元的活动或其历史，那会如何？[34]与此同时，另一种为细胞着色和辨别突触的方法已被证明更为有效。

我们在第一章中曾讨论过，光的波长限制了事物的可见性，也限制了人们能"放大"观察事物的程度，但是随着不同类型显微镜的发明，我们已经能够解决这个问题。电子显微镜使用的是电子束，而不是光。根据量子物理学的数学原理，电子束的波长只有光的波长的千分之一左右。[35]这方面的细节即使对专家来说也很难掌握，但它意味着电子显微镜可以比光学显微镜更好地放大细胞的结构。不过，在追踪神经元时，关键问题是电子显微镜只能描绘物体的二维表面。根据样品透明度的差异，光可以在一定程度上穿透样品，而电子束则不能。利用电子显微镜的功能来追踪神经元的突起时，由于神经元在三维空间中的扭曲和转动，需要用到一种特别的技术。

在科学上，有时一个简单的想法就能发挥作用。海德堡马克斯·普朗克研究所的温弗里德·登克（Winfried Denk）所学的专业是物理学，他热爱发明。[36]温弗里德·登克想在电子显微镜的样品皿中安装一个自动切割装置。为了便于切割，他将要检查的大脑标本嵌入塑料树脂中。一旦显微镜拍下标本表面的照片，一把极其锋利的刀就会刮掉其最上层，同时标本的位置不会发生改变，以便拍下其表面下的那一层。重复这个过程便会产生一系列的图像，以三维的形式共同显示出整个样品。[37]电子显微镜在1931年就发明出来了，所以这项核心技术本身并不新鲜，不同之处在于这次是用自动化的方式使电子显微镜捕捉到大脑切片的全部细节。[38]这样一来，树突和轴突的弯曲路径就可以显示出来了。

"锋利"并不足以描述这种技术中使用到的刀。纸张的厚度约为0.1毫米（100微米），可以轻易地割伤手指。一把普通菜刀的刀口大约要比纸张锋利三倍，而剃须刀的刀刃则更加锋利，薄到不足1微米。[39]然而，这种技术中使用的刀是由钻石制成的。与剃须刀片不同的是，在近距离观察时，我们会看到剃须刀口上有锯齿和坑洼，而钻石刀的刀口则完全均匀。它的边缘大约有0.002微米厚，相当于大约12个碳原子的厚度。钻石刀可以将一个红细胞切成300片。而且不像剃须刀片，钻石刀不容易变钝。显而易见，不是所有的钻石都是闪闪发光的，有的可以做成刀切开事物，揭示其秘密。

刀的锋利程度尤其重要，因为在登克的技术中，神经元图像的分辨率取决于大脑可以被切割得有多薄。登克与计算机专家承现峻一起，用这种方法研究了从老鼠眼睛背面取下的一小块视网膜碎片。视网膜并不只是捕捉光线，也不直接向大脑发送"图像"。相反，视网膜中的神经元网络在将信息分离、组织和过滤后，会将信号传递给大脑。承现峻和登克以及他们的实验室团队分析了一小块视网膜，这块视网膜大约0.1毫米宽，包含大约由50万个突触连接的950个神经元。[40]他们拍摄所有的图像花了一个月的时间，而分析这些图像则花了4年。事实证明，任何计算机算法都很难根据一两张图片记录到树突和轴突，尤其是它们可能在任何一点上出现分支。所以最后，该团队招募了大约200名学生来手动记录神经元。

承现峻的团队意识到，即使这样做也耗时太多，于是他们接着开发了一款网络游戏，将这一工作众包①（crowd-source）了

---

① 众包是把传统上由组织内部员工执行的任务外包给一些自愿接手的个人或群体去做的模式。——编者注

出去。[41]被称为眼线①（EyeWire）的游戏参与者通过记录神经元来获得积分，主要依据的是他们分析的图像数量、花费的时间以及与他人分析的一致性程度。超过26.5万人在网上注册了这款游戏，最热衷的人每周花费50小时玩这款游戏。通过将这项艰巨的任务转化为游戏，大量神经元的三维视图被他们创建出来并上传到了网上，任何人都可以浏览。[42]虽然在了解视网膜如何处理信息方面仍有很长的路要走，但登克和承现峻的研究证明，通过电子显微镜、钻石刀和电脑游戏这样一个不可思议的组合，人们可以绘制复杂的神经元网络。

在"脑虹"之后，利奇特曼的团队也转向使用电子显微镜，但他们采取了不同的方法。登克的方法扔掉了被削掉的大脑切片，而利奇特曼的实验室则储存并拍摄了被削下来的大脑切片的照片，而不是留下的那块。为了制作一台能够做到这一点的仪器，并利用它来观察一小块小鼠大脑的所有突触，他们花了6年时间。[43]

利奇特曼的团队所制作的东西有点类似于胶片电影放映机。一小块嵌入固体树脂中的小鼠大脑，以自动奶酪切片机的方式在

---

① 眼线是一款需要用户参与来帮助解开人类视网膜的神经元的游戏。——编者注

钻石刀刃上上下移动，薄薄的切片落在移动的胶片上，然后依次送入电子显微镜中。通过这种方式，该仪器每24小时可以切割大约1000片大脑切片。但普通电子显微镜的运行速度要慢得多，即使对于一立方毫米的大脑，普通电子显微镜要拍下它的全貌也需要17年左右的时间。[44]为了加快这一过程，利奇特曼的团队使用了一种新型的电子显微镜，它能用61个电子束而不是1个电子束来扫描样品。然后他们用计算机将所有的图像堆叠在一起，这样就可以用数字方式描画出神经元的突起并进行着色。最后，以这种方式分析的大脑样本大约只有一立方毫米的百万分之一，甚至比一个完整的神经元还要小。[45]利奇特曼打趣说："这样浩大的工程只是为了完整地呈现一个几近于零的东西。"[46]然而，这一小块小鼠大脑仍然包含了来自众多神经元的突起——准确地说，是由大约1700个突触连接的1407个轴突和193个树突。

研究小组对同一轴突和树突在不同地方连接在一起的频率感到惊讶。也许更重要的是，这些图像证明了突触并不只是在任何两个碰巧相近的突起之间形成。一个贯穿整个样本的轴突只与附近的少数其他神经元相连。这意味着，神经元的连接与神经元的位置无关，而这一定是由一些我们尚不清楚的其他因素造成的。

对大脑进行成像的新方法仍在开发之中，随着这项研究的继续，肯定会发现更多大脑的特征。正如利奇特曼所说："直到现在，我们还没有工具可以看到大脑的全部连接图。我们才认识到一点皮毛而已！"[47]然而，这项研究也凸显了捕捉连接组的任务是多么巨大。利奇特曼估计，一个完整的人脑线路图所需要的数据与当今世界上所有的数字内容一样多。[48]因此，他说："这远非一日之功。"[49]

获得更简单动物的连接组更容易——而且这在几十年前就已经实现了。1986年，由富有远见的南非生物学家悉尼·布伦纳（Sydney Brenner）领导的一个团队报告发现了一种小线虫的连接组——尽管他们没有用连接组这个词，因为那时这个词尚未被发明出来。虽然这种虫子没有大脑，但它仍然有控制其行动的神经系统。因为没有任何一个自动化的环节，所以研究人员绘制其神经系统的工作花了十多年的时间。[50]线虫的身体大约有1毫米长，被切得很薄，研究人员用电子显微镜对每一片都进行了拍照，并手动绘制了每个神经元。共绘制了302个神经元，结果足有340页。[51]最后的分析包括来自几个相同性别的标本的组合图片。直到2019年，对两种性别线虫的神经系统的完整介绍才最终公布。[52]这一最新分析包括各种细微差别，不仅介绍了哪些神经元被连接，而且还介绍了每个突触的物理尺寸，其大小被认为与连接的强度有关。

通过几十年的线虫神经科学研究，我们现在知道哪些神经元对于线虫感知其身处环境的温度很重要，使它能够远离太热或太冷的地方。[53]同样，我们也知道哪些神经元参与了对触摸的反应，这在轻压其头部使其向后移动时可以观察到。[54]但是不同性别的线虫的神经系统之间存在差异，我们还不知道这些差异意味着什么。总的说来，不同线虫的连接组之间有多大变化还没有被研究。线虫是否在其连接组的某个地方有个体特点？同样，我们不知道一只线虫的生活经历对其神经系统的影响程度。实际上，我们甚至不知道如何最好地描述一只线虫的连接组。[55]正如一位科学家的评论："从图形上看，线虫的连接组并不明显类似于人工神经网络[①]或简单电子设备的线路图，它们看起来更像是藏在柜子后面的蜘蛛网。"[56]

显然，一旦获得了连接组，艰苦的工作就真正开始了。对于人体的许多部分，仅仅其外观就可以透露很多信息。例如，人类的心脏有四个腔室，这是一个线索，说明血液是通过两个循环回路输送的，首先到达肺部，然后再是身体的其他部位。即使在微观层面上，DNA双螺旋结构也不只是起装饰作用。它的发现让我们了解到，在细胞分裂时，两条链中的每一条都被作为基因复制的模板。然而，大脑则是一个完全不同的命题。即使手头有完

---

① 人工神经网络是用大量的简单计算单元构成的非线性系统，在一定程度上可以模仿人脑神经系统的信息处理、存储及检索功能，具有学习、记忆和计算等智能处理功能。——编者注

整的大脑回路图，即使回路图中确实有和"骑自行车"相关的内容，我们也不能仅仅通过观察来理解它的工作原理。

为了理解行为、记忆和情感的神经学起源，我们必须能够探测大脑并能像绘制地图一样绘制大脑。我们需要控制或操纵神经元活动的工具，并测试其效果。接下来让我们走进光控遗传修饰技术[①]，2010年，《科学》杂志将这一技术列为十年来的重大突破之一。[57]

我们大多数人都会认为了解大脑的科学任务是一项严肃而崇高的工作。但许多人可能会认为了解池塘里的藻类并不是当务之急的事——也许最多算是对自然界的一种冷门细节的追求，而这样的细节数不胜数。然而，作为一种研究大脑的工具，目前的光控遗传修饰技术，其存在要归功于藻类科学。这是关于科学和作为一个科学家最神奇的事情之一，任何东西都可能带来革命性的改变。

几十年来，一小群科学家一直试图搞清楚池塘中的单细胞绿藻是如何向光源移动的。[58]换句话说，水藻细胞是如何"看见"的。2003年，答案出现了，德国法兰克福的一个团队发现了藻类

[①] 光控遗传修饰技术又称光遗传学技术，是将光学技术与遗传学技术结合在一起，用于控制活体（包括自由运动的动物）内单个神经元活性的一种神经修饰技术。——编者注

细胞中的一种蛋白质分子，它能将光转化为电，从而引发细胞的活动。[59]他们发现的蛋白质位于藻类细胞的表面。当被光照射时，蛋白质改变了形状，形成一个小孔。这打开了一个"传送门"，带电原子穿过这个"门"，引起一连串的事件，最终形成鞭状结构，从细胞中伸出来，使细胞以蛙泳的方式移动。促成光控遗传修饰技术的正是这种蛋白质——它利用光作为开启细胞活动的开关。通过对神经元——或任何其他类型的细胞——进行基因改造以产生这种蛋白质，我们就能用光来开启它们的活动。

这并不是说在水藻中的这一发现导致了光控遗传修饰技术的发展，光控遗传修饰技术的概念早就出现了，是水藻蛋白提供了一种将这一想法变为现实的方法。事实上，在1999年，DNA双螺旋结构的发现者之一弗朗西斯·克里克（Francis Crick）猜测，光控遗传修饰技术可能会实现。在一次探讨他认为更好地理解大脑所需的技术的讲座中，他说道："这似乎显得遥不可及，但可以想象，分子生物学家能够设计一种特定的对光敏感的细胞类型。"[60]五年后，两位年轻的研究人员，爱德华·博伊登（Edward Boyden）和卡尔·迪赛罗斯（Karl Deisseroth），利用藻类蛋白实现了这一设想。

他们都在斯坦福大学的钱永佑（Richard Tsien）实验室工作，并且喜欢在深夜就可能控制神经元的技术进行头脑风暴。博伊登是物理学家，迪赛罗斯则是一名医生，不同的专业视角使得他们能考虑到各种可能性。他们曾想过使用磁珠，虽然他们计算出这种方法可能行得通，但也意识到很难将其实现。随着时间的推移，他们想到了一个更好的方法，即光驱动的通道——水藻使用的那种蛋白质。2002年，纽约的一个团队利用从果蝇中分离出来的三个基因，用光开启了老鼠的神经元，这让他们受到了鼓舞。[61]尽管这是一个开创性的做法，但该系统很复杂——需要很多成分来使细胞对光有反应——而且神经元也需要一些时间来做出反应。[62]而另一方面，藻类蛋白只需一个步骤就能自行将光转化为电信号。

2004年3月，迪赛罗斯向参与水藻研究的科学家之一格奥尔格·内格尔（Georg Nagel）发送了一封电子邮件，请求对方提供编码光控蛋白质的基因。迪赛罗斯很快就开始在斯坦福大学领导自己的实验室，他和他的第一个博士生张锋（Feng Zhang）利用一种病毒，研究出了将海藻基因植入神经元的正确条件。[63]张峰机缘巧合之下认识了迪赛罗斯，因为他去找迪赛罗斯办公室之前的使用者。[64]迪赛罗斯便说服他留了下来。

2004年8月4日凌晨1点左右，博伊登进行了关键的实验。他测试的第一个神经元就对蓝光产生了电信号。经过一晚上的实验，他用电子邮件将这个好消息告诉了迪赛罗斯。迪赛罗斯回信说：

"太棒了!"[65]这一构想的发明者克里克没有机会知道这一发现了。88岁的他在一周前去世了。

虽然这项研究后来产生了巨大的影响,但当时的顶级科学期刊却拒绝发表它。例如,《科学》杂志认为,该团队除了展示该方法外并没有任何实际的发现。最终,在2005年8月,另一本期刊发表了他们的研究。[66]之后的几个月内,其他实验室也报告了类似的观察结果。显而易见,许多团队都在同一时间使用不同的策略追求着同一个目标。[67]2006年,"光控遗传修饰技术"这个词被创造出来——这个词本身就体现了光学和遗传学令人振奋的结合。[68]但《科学》杂志并没有完全错,利用光控遗传修饰技术提供关于大脑的新信息,仍然是一项艰巨的任务。

在接下来的几年里,迪赛罗斯每天凌晨四五点就起床,次日凌晨一二点才睡觉,寻找让光控遗传修饰技术在活体动物身上发挥作用的方法。[69]他的妻子米歇尔·蒙杰(Michelle Monje)也是斯坦福大学的一名神经科学家,她领导的团队致力于脑癌研究,特别是针对儿童脑癌的新疗法。她曾经是一名颇有实力的花样滑冰运动员,她在13岁时便为患有唐氏综合征的儿童创建了一个花样滑冰项目。[70]蒙杰和迪赛罗斯有四个孩子,对他们两人来说,兼顾一切并不容易。[71]

迪赛罗斯必须解决两个大问题。第一个问题是他必须将可调光的水藻蛋白加入大脑神经元。这个问题通过一些基因技术得到了解决。一个简短的基因指令被添加到基本的水藻基因中，将其伪装成病毒，然后注射进一只活的、发育完全的小鼠体内。这使得水藻蛋白能够在一种特定类型的大脑神经元中产生。第二个问题是他必须找到一种让光穿透大脑将神经元打开的方法。这个问题的解决靠的是光纤。他将光纤的一端连接到一个激光器上，另一端通过手术插入动物的大脑中。小鼠的头部连接着一根细长的光纤，但它仍然可以自由移动。[72]

该手术针对的是小鼠大脑的一部分，该部分在动物睡觉后醒来时是活跃的。[73]一切准备就绪之后，研究小组的一名成员在小鼠睡觉时打开激光。光纤进入小鼠的大脑10秒后，小鼠突然抽搐了一下，然后又睡着了。这个看似无关紧要的短暂抽搐，其本身含义十分重要——光控遗传修饰技术可以开启活体哺乳动物大脑中的神经元并改变其行为。

其他方法也可以直接开启动物大脑中的神经元，如电刺激。但电刺激影响的是大脑的一般区域而不是特定的神经元。药物也可以影响大脑活动，但药物影响的时间很难控制。关键的进展是精确性——光控遗传修饰技术可以在任何特定的时刻，在大脑的特定区域，冷启动特定类型的神经元。

当《纽约时报》的一名记者要来访问实验室时，迪赛罗斯问张峰是否可以设计一个看起来特别令人印象深刻的实验。于是，张峰设置了一些东西来刺激大脑的运动皮层部分，而结果确实令人震撼。当激光穿透小鼠的大脑时，正在嗅着一个长方形塑料箱一角的小鼠开始绕着大圈跑。当激光关闭时，小鼠停止了奔跑，又开始嗅探。换句话说，张峰能够通过遥控来控制一只活老鼠的运动。

记者后来写道："这听起来像是科幻版的宠物把戏。"[74] 但是，正如张峰所回忆的那样："我们知道光控遗传修饰技术可以驱动非常、非常稳健的行为。"[75]迪赛罗斯说："在这一刻……我们终于知道，我们已经做出了一些……广泛适用的东西。"[76]

迪赛罗斯是极为少见的同时身为精神病学家的神经科学家之一。他想要攻克的是抑郁症、阿尔茨海默病、精神分裂症和自闭症一类的疾病。

我们最常见的心理健康问题与焦虑有关。当然，一定程度的焦虑是一种正常的人类情绪，可以帮助我们对紧急情况或困难情况做出恰当的反应。但是，焦虑也会变得过度和病态。各项研究对这种情况的普遍性估计不一，但大约有三分之一的人在一生中会受到焦虑症的影响，包括恐慌症、恐惧症或强迫症行为。[77]

由于现代生活节奏的影响，焦虑症似乎变得更加普遍，但是尚无有力的证据证明这一点。使用同样方法的大型研究还没有在任何重要的时间段内进行过重复，以详细证明这一点。[78]毋庸置疑，人们并没有正确地认识焦虑症。女性患焦虑症的情况比男性更常见，但这背后的原因并不清楚——可能包括，例如，女性比男性更有可能在照顾他人方面承担额外的工作量。[79]弄清楚大脑中究竟发生了什么导致了焦虑症，在各种方面都是至关重要的，如消除患病的耻辱感，帮助我们识别和处理相关问题，以及学会健康的生活方式。

焦虑的人的大脑有一个部分往往表现得更活跃，该部分叫作杏仁体，是靠近海马体的两个杏仁状的神经元群。大脑的这一部分被认为与情绪反应和应对威胁有关。没有杏仁体的动物不会表现出正常的恐惧反应。为了更好地了解焦虑症，迪赛罗斯团队的博士后研究员凯·泰伊（Kay Tye）使用光控遗传修饰技术来测试操纵小鼠杏仁体中的神经元的活动会有什么反应。

当然，我们不可能知道人类经历的感受在多大程度上也会被动物感受到，或者我们与动物的行为在多大程度上具有可比性。即便如此，科学家们认为小鼠在某种程度上会自然地"焦虑"，因为它们喜欢躲起来，避免在开放的空间里活动。评估小鼠"焦虑感"的一个标准方法是使用被称为"高架迷宫"的测试。在这个测试中，小鼠被放在一个十字形的轨道中自由奔跑，该轨道被抬高到实验台的上方。一条轴线两侧有高高的挡板，相对来说比较隐蔽，而另一条轴线的两侧是暴露的。小鼠往往会避开开放的路径，只在受保护的轴线上来回跑动。然而，当泰伊刺激它们杏仁体中的一组特定神经元时，小鼠突然变得乐于探索开放环境。[80]它们的速度似乎没有变化，唯一变化的是它们的冒险意识——或者说是其他什么东西使它们想待在更隐蔽的环境中。换句话说，泰伊发现了一个"抗焦虑开关"，当它被打开时，小鼠变得更有探索性，也许是因为小鼠感觉更自由了。

迪赛罗斯的团队接下来开发了已成为许多光控遗传修饰技术实验的一个重要方法。科学家们现在可以根据神经元的位置来选择它们，而不是根据它们延伸的地方。这一点是通过向大脑的一个区域提供光控蛋白质，并将光本身送到大脑的其他地方来实现的。这样一来，只有跨越这两个区域的神经元才会被激活。通过这种方法，迪赛罗斯的团队证明，焦虑的每个特定特征——包括呼吸增加、规避风险和在没有任何实际风险情况下的忧虑——包含了与不同大脑区域相连的神经元。[81]另一个研究小组表明，与焦虑相关的神经元也与大脑中和动机有关的部分相联系。[82]换句话说，不同的大脑模块与焦虑的不同方面相关。

无法回避的问题是，所有的这些研究都是在小鼠而不是人类身上完成的，而且是在非自然环境下进行的。所以，这些研究很难说明焦虑的原因或性质。但是，对患有焦虑症的人来说有借鉴意义的是，小鼠的这些行为可以被实时地调高或调低。这并不是说光控遗传修饰技术能在人身上轻易做到这一点，这些发现告诉我们，哪些大脑神经元可能是研究的最佳目标。最重要的是，它们指出了新的治疗思路，以及可能的改变。

看起来光遗传学特别有希望涉足的一个领域是治疗毒瘾。2001年，当时在加州大学旧金山分校的安东内洛·邦奇（Antonello Bonci）领导的一种小组发现，给小鼠注射单剂量的可卡因后，其大脑活动发生了变化。[83]通常参与强化学习的脑回路受到了持续数天的影响。还有的说法是，仅仅一剂可卡因就可能让人染上毒瘾。然后，在2013年，邦奇和他们的许多合作者表明，至少在大鼠身上，光控遗传修饰技术可以用来改变大脑活动，以阻止可卡因成瘾。[84]

在八周当中，大鼠只要按下一个杠杆便获得可卡因。然后研究人员改变设置，使大鼠每次按下杠杆获得可卡因时，它的脚也有可能受到轻微电击。这足以阻止一些大鼠继续食用可卡因。但是其他大鼠会继续自我给药，即使这样做有这种明显的负面后果。研究小组发现这些大鼠的前额叶皮层——牵涉到各种行为的大脑区域——活动水平特别低。惊人的是，对该区域的光控遗传

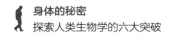

修饰技术刺激使大鼠摆脱了毒瘾。

不用说，人类和老鼠的大脑是非常不同的。例如，人类的大脑要大得多，而且在语言方面特别发达，而老鼠的大脑则更善于处理气味。但令人惊讶的是，它们也有很多共同点。大脑的广义结构是相似的，许多基本回路似乎是相同的。像快乐的感觉会导致想要再次重复一项活动这样原始的因素——所谓的奖励回路——对于我们和其他动物的生存是如此的重要，以至于至少其结构的某些部分在不同的物种中被保留了下来。这就是被毒瘾"劫持"了的回路。因此，有助于阻止老鼠上瘾的东西也可能有助于人类，这至少是可行的。

光控遗传修饰技术不能直接用于人类，主要是因为它需要对人的大脑进行基因改造。但是可以通过经颅磁刺激（TMS）来影响人脑的活动。将产生快速变化的磁场的小型装置安放在头部，以诱发大脑的局部电活动。该设备有时被用于治疗药物或心理治疗失败的抑郁症。2016年，一群可卡因成瘾者接受了TMS治疗，刺激的目标是他们大脑中的某个部分，这个区域和光控遗传修饰技术所针对的大鼠大脑的区域相似。[85]效果很明显——刺激大脑的这一部分抑制了他们对可卡因的冲动。

尽管这次治疗很引人注目，但对于其是否能在医疗方面发挥作用，目前还没有达成共识。在这项研究中，患者知道自己正在接受治疗，因此也可能受益于安慰剂效应。要使该治疗程序成为标准还有更多工作要做。[86]但即便如此，光控遗传修饰技术的发现仍然是重要的。[87]用这种方式探索大脑有助于我们更好地对心理健康问题进行分类。最终，这似乎有可能会带来专门针对右脑回路的新的治疗方法，以取代目前使用的各种广义药物。

大多数人都会对光控遗传修饰技术和其他技术感兴趣，因为这些技术可以引导我们找到治疗明确问题的新药物。但是，对大脑的深入了解也可能会为我们带来更多有争议的问题。在当代科学中，智力是科学家致力探讨的难题。科学家很难给它下定义，更不用说测量了。所谓的智力测试只是报告某人在该类型的测试中的表现如何而已。不过，还是有很多证据表明，人们对提高自己的认知能力感兴趣。2008年，在《自然》杂志的一项调查中，五分之一的受访者表示，他们曾使用药物来刺激注意力或提高注意力。[88]尽管对于什么药物有效或无效，甚至药物的作用是什么，人们知道的信息很少，但是人们已经在自我用药来提高自己的认知能力了。

很难说我们是否会很快弄清楚"会骑自行车"在大脑中呈现出来的样子。但毫无疑问的是，技术将继续发展，随着我们知识的增加，控制大脑的新方法将更加强大和精确。

　　绘制大脑详细结构图的工作正在顺利进行，并且已经可以通过大脑遥控来指示鼠标移动。这一切的目的是解决抑郁症或焦虑症等问题。但是，蠕变是不可避免的。目前，人类的弱点、自负、爱与恨的能力，仍然隐藏在大脑中。有一扇门还没有被发现，有一个密码还没有被破解，有一个门槛还没有被突破，但这些都只是时间问题。

　　一次谈话、一本书、一首歌或一部电影——许多东西都会影响你。但无论好坏，对大脑的"黑客"攻击——以虚拟现实头戴式显示器、操纵性广告和触摸屏上的重复性游戏的形式——正变得更加直接。与即将到来的东西相比，所有这些都不算什么。二十年、五十年甚至一千年以后，人类对大脑的理解将达到一个全新的水平。我们正处于黎明前的黑暗时刻。我们在黑暗中摸索，紧张感在增加，我们知道有什么东西要来了，但是很难说清什么时候——或者究竟是什么东西。

第五章

—

人体内的微生物

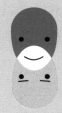

我的牙齿通常保持得很干净，但当我用放大镜观察时，发现牙齿之间长了一些白色物质……我非常惊讶地发现，上述物质中含有非常多的小生物。

——1683年9月17日　安东尼·列文虎克，

《给英国皇家学会的信》（*Letter to the Royal Society*）

在20世纪70年代，人们认为人体中可能有大约300种不同的细菌。怀着这样的认识，当时的科学家们打算在健康的人体内确认一组核心细菌，认为如果缺少其中任何一种，就会意味着疾病的产生，甚至可能是导致疾病的潜在因素。现在我们知道，这种想法太简单了。事实上，人体承载着一个难以想象的、多样性的微生物生态系统。人体内的细菌个体数量与人体细胞的数量相当。人体内大约有1万种不同的细菌，其中一些已知是地球上其他地方不存在的。这些细菌携带的基因总数大约是人类自身基因组的1000倍。除此以外，在我们体内和身上还有数不清的病毒和真菌，我们对它们的了解远不如对细菌的了解。总的来说，这些——人类微生物组——相当于一个器官，其重量与人类大脑差不多。将一个人的微生物组的成分与疾病联系起来并不容易，原因是我们体内的这个庞大的生命世界是多样化的，而且与人类任何其他器官不同。它因人而异，在我们经历青春期、怀孕甚至搬家时，它在我们的生命历程中发生着变化。

在过去十余年，两项共同识别微生物基因的技术发展，使我们对微生物组的理解得以突飞猛进。首先，实验室硬件可以对大量的遗传物质进行快速测序。[1]其次，我们开发出了计算机硬件和软件，使我们能够整理出不同微生物的基因序列，在数据中寻找模式，并将结果与其他因素联系起来，如一个人的饮食或健康状态。了解人类微生物组的工作已经成为大数据科学的一项重要事业。

尽管人类的共生关系尚未完全实现，但毫无疑问的是，我们的健康和保健关键依赖于微生物的联盟。像任何长期关系一样，这种联系是复杂的。例如，人体不同部位会有不同的微生物定居。生活在牙齿上的微生物与皮肤或肠道中的微生物是不同的。即使在同一个人的肠道中，在不同位置生活的细菌的类型也可再细分。肠壁上的褶皱、局部的酸度、黏液和氧气的差异创造了不同的环境，就像不同动物栖息的岛屿一样。

人类对肠道细菌的研究最为深入，这主要是通过分析粪便进行的。[2]早在17世纪80年代，荷兰科学家列文虎克首次使用原始的显微镜发现细菌时，就在自己的粪便中观察到了肠道细菌。这个观察结果在当时一定是惊世骇俗的。我们无法凭直觉相信人类的粪便中有25%~50%是由活的和死的细菌组成的。1909年，美国细菌学家阿瑟·肯德尔（Arthur Kendall）提出，人类肠道中的微生物类型可能随饮食而变化。[3]他通过给猴子喂食不同的食物，然后培养它们粪便中的细菌来验证这个想法。从随后几十年的研究来看，肠道细菌对于人类的作用——或者至少是它们功能的一个方面——现在已经广为人知：细菌帮助肠道消化食物和生产营养物质，肠道为细菌提供生存家园。例如，肠道细菌能产生B族维生素，否则，我们可能会缺乏维生素B。[4]但是近年来，我们不断增长的知识又揭开了其他有启示性的细节，可能远远超出了肯德尔的想象。人们对基于微生物的疗法或治疗提出了各种主张。其中有许多可能被夸大了，但并非无稽之谈。从营养、饮食到我们对抗疾病的能力，甚至是心理健康，与之有关的真正变革性的想法已经出现。

你也许认为自己的体型是由基因、食物、运动决定的。但是已有证据表明，肠道细菌也是一个主要因素。带来这一科学结果的旅程始于2004年的华盛顿大学，生物学家杰弗里·戈登（Jeffrey Gordon）实验室的一名博士后研究员观察到了一些意想不到的重要现象。

在瑞典攻读博士学位时，弗雷德里克·贝克德（Fredrik Bäckhed）对这样一个事实非常着迷：同样的细菌能够在肠道中快乐生活，但如果细菌感染了身体的另一部分，例如尿道，就会导致疾病。他推断，与身体的其他地方相比，肠道感知和控制细菌的方式一定有什么不同。贝克德久闻戈登的大名，知道他对肠道微生物研究感兴趣，于是给戈登发了电子邮件，询问自己博士毕业后是否能加入戈登的实验室。[5]贝克德有许多研究的想法——如研究微生物对神经系统的影响——但他和戈登一起确定了研究微生物如何影响动物的新陈代谢的研究计划。戈登建议他先从一些非常简单的问题入手，例如，如果动物的肠道中没有任何细菌，那么动物身体脂肪量是否会受到影响。

正常情况下，所有小鼠和人类一样，肠道中都有大量的细菌。但是在实验室里，小鼠可以被饲养在一个无菌的环境中，根本接触不到微生物。这些小鼠在一个密封的塑料仓中出生和长大，并被喂食经过辐射杀菌的食物。它们有一个非常直白的科学名称："无菌小鼠"。2004年，贝克德观察到的结果是无菌小鼠比在正常实验室环境中饲养的带菌小鼠要瘦得多。更重要的是，当贝克德故意让无菌小鼠接触细菌后，它们便开始发胖。[6]这并不是因为小鼠开始吃得更多——事实上，它们吃得更少了——它们单纯就是变胖了。

从表面上看，这些结果意味着微生物会直接影响动物的体重。但是，由于无菌小鼠不是自然存在的，在它们身上任何奇怪事情都可能会发生，它们的体重波动也许仅仅是环境的副作用。人们还需要不同类型的证据才能建立起微生物和体重之间的直接因果关系，而戈登团队的另一位博士后研究员露丝・莱（Ruth Ley）找到了这种证据。露丝・莱在实验中使用的不是无菌小鼠，而是具有导致肥胖的特定基因突变的小鼠。具体来说，这些小鼠有一个不起作用的基因，这种基因负责生产一种叫作瘦素的激素，能使动物的能量摄入与能量消耗相匹配。这种激素的缺乏导致小鼠从食物中摄取的能量超过了自身所需。通过研究具有这种突变基因的小鼠的微生物组，并将其与没有这种突变的小鼠的微生物组进行比较，露丝·莱发现肥胖小鼠的肠道中有一种独特的细菌组合。[7]即使食物和生活环境完全相同，继承了这种突变基因的小鼠的微生物组也与它们的兄弟姐妹不同。

这种突变基因可能分别导致了小鼠体内微生物组的变化和体重的变化，但是更有可能的是两者之间是相互关联的：突变导致小鼠变得肥胖，而肥胖反过来又改变了小鼠的微生物组，或者是突变影响了微生物组，然后导致小鼠的体重增加。戈登实验室的下一个实验给出了答案。

博士生彼得·特恩博（Peter Turnbaugh）与露丝·莱以及戈登实验室的其他人合作，将肥鼠或瘦鼠体内的细菌转移到无菌小鼠体内。[8]令人惊讶的是，接受了肥鼠微生物的小鼠的体重远远超过了接受了瘦鼠微生物的小鼠。在肥鼠的细菌植入两周后，无菌小鼠的身体脂肪平均增加了47%。瘦鼠的微生物也增加了无菌小鼠的身体脂肪，但程度要小得多。这些结果意味着，肠道微生物可以直接影响小鼠的体型。影响的程度有所不同，但与小鼠的进食量多少无关。如果有什么不同的话，那就是接受了肥鼠的微生物组的无菌小鼠吃得还略少一些。戈登后来回忆道："那是一个让人惊呼'天哪'的时刻。"[9]

通过详细分析这些微生物，研究小组发现肥胖小鼠的细菌中有很高比例的酶，这些酶可以分解原本无法消化的糖类。这表明，肥胖小鼠体内的微生物使其具备了从食物中获取更多能量的能力。令人惊讶的是，相同类型的细菌——富含分解糖类的酶的细菌——随后被发现在人类肥胖者体内也更为丰富。[10]后来，露丝·莱领导自己的实验室证明了来自胖人的微生物也会使无菌小鼠的体重增加，增加幅度远远超过它们接受瘦人体内的微生物后的情况。[11]总之，这带来了一个革命性的想法：人类肠道微生物的构成可以影响从食物中获取能量的量，这反过来会影响人的体重。这一突破性的发现显示了医疗保健新的可能性，但在实现这些可能性之前，研究人员还需要进一步的努力。

在以色列魏茨曼科学研究所工作的伊兰·埃利纳夫（Eran Elinav）将了解人体与微生物对话的分子语言视为自己的终身使命。[12]他童年时的梦想是成为一名医生，但他后来觉得"临床工作有点无聊"。[13]因此，他转而专注于研究工作，并获得了免疫学的博士学位。他在21世纪初对微生物组产生了兴趣，当时该学科的研究方兴未艾。从2012年起，他带领着自己的实验室开始研究饮食、肥胖和微生物组之间的关系。

埃利纳夫从无数关于营养学的科学论文中了解到，许多饮食习惯都起源于一个食物评级系统，该系统依据的是食物对人们血糖水平的影响：血糖指数。这种描述食物特征的方法来自1981年多伦多大学大卫·詹金斯（David Jenkins）的研究。詹金斯让禁食一晚后的几组人吃下某种特定的食物，然后在接下来的两小时内测量他们的血糖水平。[14]根据每单位糖类提高血糖水平的程度，以糖为测量基准，对每种类型的食物进行打分，满分为100分。蜂蜜得了87分，甜玉米得了59分，番茄汤得了38分，等等。这种方法是一个重要的进步，因为它不是根据食物的成分，而是根据它对人体的影响来评分。今天，每一种能想到的可食用的东西都被这样分析过了，而且，一般来说，那些想要减肥的人会被建议避免食用高血糖指数的食物，这些食物会导致能量的短暂飙升，可能会让我们在短时间内渴望吃得更多。建议减肥的人食用低血糖指数的食物，这些食物释放能量的速度更慢，帮助我们保持更长时间的饱腹感。

当然，现实历来要比理论细致入微得多。例如，根据1981年的原始分析，胡萝卜的血糖指数远远高于白面包，因为一定量的胡萝卜中的糖类引起的血糖水平上升远远高于等量的白面包中的糖类，但是只有吃下大量的胡萝卜才能提供与一块面包等量的糖类。为了解决这个问题，人们发明了另一种测量标准——血糖负荷，即用食物的血糖指数乘其所含碳水化合物的积。这使得胡萝卜的得分比白面包的得分低得多。但是血糖指数和血糖负荷都无法衡量某些指标，例如，食物的维生素和矿物质含量。抛开这些以及其他的局限性，无数的饮食搭配都以这种食物排名为依据。事实上，正如《饮食的迷思》（*The Diet Myth*）一书的作者蒂姆·斯佩克特（Tim Spector）所说："减肥的习惯已经成为一种流行病。"[15]然而，每十年，在全球范围内，人类都变得越来越肥胖。[16]

我们必须认识到，在世界许多地方，体重增加是个好消息。在许多国家，如巴西和孟加拉国，儿童营养不足的问题近年来已大大减少。[17]尽管如此，每年仍有数量惊人的儿童因营养不足导致死亡。尤其是当世界上的粮食产量还在大幅上升时，这就更令人痛心了。同时，全球肥胖儿童的数量也在剧增，近乎营养不良儿童的数量。[18]当然，许多国家的减肥产业也很庞大。

其部分原因是，没有一种单一的节食方案被证明优于其他方案。对一个人有用的方案不一定对其他人有用。我们都见到过这样的人，无论他们吃多少蛋糕、巧克力或饮多少酒，似乎都能保持健康的体重。这种特例在精心控制的研究中也是如此。在一项600多人参加的临床试验中，研究人员用了12个月的时间对低脂肪和低糖两种不同饮食方案进行对比。结果发现，平均而言，两种饮食方案的效果差不多，但每个人的反应却大不相同。有些人体重增加，有些人体重减轻，体重变化的幅度也不一样，有的多，有的少。[19]弄清楚这一点——人类个体之间的差异——是埃利纳夫的一个重大发现。

埃利纳夫不是一个人在奋斗，和他一起的还有同在魏茨曼研究所的伊兰·西格尔（Eran Segal）。他们是由一位共同的同事介绍认识的，那位同事对埃利纳夫说："相信我，西格尔很不错，他的研究兴趣与你非常接近。"[20]西格尔一直在从事遗传学研究，但对营养学也有浓厚的兴趣，他喜欢跑马拉松且妻子是一名营养师。和埃利纳夫一样，西格尔阅读了很多营养学方面的文章，非常熟悉不同节食方案的优点和各种针锋相对的观点。西格尔想："还有什么比用大数据和计算机算法更好的方式来搞清楚这一切呢？"[21]埃利纳夫和西格尔一起花了大约一年的时间交谈，互相了解，熟悉对方的术语。[22]两人的不同专业视角——西格尔的计算机科学和埃利纳夫的生物学——对研究的成功起到了关键作用。他们一致认定，只要能够收集和分析足够多的人的信息，就一定会有不凡的发现。

他们更大的目标是发现什么样的饮食可以帮助人们降低如2型糖尿病①等疾病的患病风险，2型糖尿病的特点是血糖水平升高。

---

① 2型糖尿病，即非胰岛素依赖型糖尿病，是糖尿病中最常见的类型。——编者注

（有证据表明，避免食用会导致血糖水平飙升的食物有助于降低这种风险。[23]）他们当下的任务是对饮食如何影响人们的血糖水平进行深入、大规模的研究。一开始，他们对自己和另外几人进行了测量，以检查自己能否作为研究对象。[24]然后他们开始大规模地进行测量。[25]和1981年只针对少数几个成年人的研究不同，埃利纳夫和西格尔这次招募了800多人。他们没有付钱让人们参加，但许多人因为想要了解自己而欣然报名。他们不是在两小时内测量几次血糖，而是在7天内每5分钟便测量一次每个人的血糖水平。血糖测量次数总计超过150万次。

每个参与者身上——通常在腹部——都连接了一个专为监测糖尿病患者的血糖水平而开发的小型传感器。这种类型的传感器使用一根和睫毛差不多大小的细针头，刺入皮肤表层下的液体中，那里的葡萄糖水平和血液中的葡萄糖水平一样。事实上，这种液体——叫作皮肤间质——是一个丰富的分子来源，可以显示一个人的健康状况。在未来，这种类型的传感器可能会被用于各种诊断。

参与者们的日常生活不受影响，但需要用一个手机应用程序来记录他们的所有活动，包括睡眠和运动时间，以及食物类型和进食时间。唯一与正常生活不同的地方是，每天早上他们要吃规定的早餐，其中包括面包，或面包加黄油，或50克的葡萄糖或果糖。研究小组收集到了人们对46898份常规膳食和5107份规定早餐的反应数据。除此以外，每个参与者都回答了一份详细的医疗问卷，接受了各种身体评估，如身高和臀围的测量、粪便的检测，以供研究人员了解参与者体内微生物组的构成。

结果发现，血糖水平的飙升与每种食物的血糖指数完全一致。但重要的是，这只是大体上的情况。每个人之间的差异是巨大的。对于任何选定的食物，一些人的血糖水平会急剧上升，而另一些人似乎毫无反应。这不能解释为随机波动，因为同一个人每次吃某种特定的食物时都有类似的反应。例如，一位中年妇女每次吃番茄时，她的血糖水平就会飙升——事实上，作为特定饮食方案的一部分，她一直在大量食用这种食物。[26]另一个人在吃了香蕉后血糖升得特别厉害。埃利纳夫和西格尔后来写道："我们偶然发现了一个令人震惊的事实：每个人的情况都不一样。"[27]

这尤其让西格尔的妻子凯伦感到震惊。作为一名营养师，她所学的专业是为人们提供指导，告诉人们应该吃什么和不应该吃什么。现在，她丈夫的证据表明了她的饮食建议可能并不总是有用的。她注意到，一些人在吃完米饭后的血糖水平比吃冰激凌时上升得更厉害。她突然意识到，她曾经指导一些病人吃过的某种食物，尽管这些食物总体来说是有益的，但对他们个人来说，可能是不合适的。[28]

有了收集到的所有信息，该团队开始研究人们餐后的血糖水平是否与其他因素相关，如体重、体型、年龄、睡眠量或运动量。研究团队用一个机器学习算法来确定需要考虑哪些因素的组合，以便对人们餐后的血糖反应做出最准确的预测。仔细研究计算机得出的结果后发现，包括年龄和体重指数在内的多种因素的复杂组合都与餐后血糖水平有关，但到目前为止，有一个因素是最突出的——每个人的微生物组。[29]

在发现了相关的关键因素之后，埃利纳夫和西格尔决定实验是否能设计一个能控制个人血糖水平的订制膳食方案。他们研究了26名可能患糖尿病的人——没有患糖尿病但血糖水平有明显波动趋势的人——并进行了与之前相同的分析。研究人员对他们进行了各种身体和血液测量，仔细检查了他们的微生物组，并在一周内监测他们的血糖水平。然后，在分析了所有这些个人信息之后，给了每个人两份个性化的膳食方案，每个方案各使用一周：一个是"良好"方案，旨在将血糖水平保持在较低和相对稳定的状态；另一个是"不良"方案，理论上会导致参与者的血糖水平波动。两种方案没有明显差异，参与者也不知内情。例如，某个人的良好膳食里有鹰嘴豆泥、皮塔饼、鸡蛋、面条和冰激凌，而不良的膳食则包括了谷物早餐、寿司、甜玉米和巧克力。[30]由于每个人的情况不同，每个人的膳食方案都和他人的不一样。甚至会出现这样的情况：一个人的良好膳食中的某种食物会出现在另一个人的不良膳食方案中。[31]结果与埃利纳夫和西格尔所预测的一样：在良好膳食周，人们的葡萄糖水平较低且稳定，而在不良膳食周，人们的血糖水平波动较大。[32]

对我们来说至关重要的是，埃利纳夫和西格尔发现人们的微生物组在良好和不良的膳食周之间发生了变化，其中一些变化是相似的，即使所吃的具体食物不一样。在一些人的良好膳食方案中，有三种类型的细菌有所增加，而这些细菌往往是2型糖尿病患者拥有较少的细菌。这符合良好膳食方案有利于微生物组的组成的观点，这种微生物组与2型糖尿病的预防有关。[33]在这些结果发表后仅一天内，就有100多篇文章发表，讨论其影响。[34]

几十年来，西方社会一直试图通过节食来解决肥胖症和与肥胖相关的疾病，如2型糖尿病。但是埃利纳夫和西格尔的研究表明了一个巨大的问题。"健康"的饮食不仅取决于吃什么，还取决于吃的人：人们的基因、生活方式，也许尤其重要的是，人们的微生物组。我们需要摆脱"一刀切"的做法。西格尔说："我们正在走进一个营养学的新时代，主题是'什么是最适合我的饮食'。"[35]

2017年12月，埃利纳夫和西格尔出版了一本名为《个性化饮食》（*The Personalized Diet*）的书，在书中他们设想了这样一个场景：每个人在吃完不同的食物后都会仔细检查自己的血糖水平。用手指针刺检测就可以做到这一点，而且随处都可以买到这种供糖尿病患者使用的血糖仪。[36]每个人都可以用这种方法来制订自己的健康饮食计划，避开会使自己的血糖水平升高的食物。然而，从长远来看，他们希望有可能以另一种方式做到这一点：让人们填写问卷并寄一份粪便样本，这样计算机算法就可以利用人们的答案和微生物组内容来预制个性化的健康饮食计划。事实上，为了实现这一目标，他们已经将为实验工作而开发的计算机算法授权给了一家公司。[37]

同时，埃利纳夫和西格尔的研究并没有提供任何关于该吃什么或不该吃什么的简单建议。他们的研究甚至没有得出某种特定类型的细菌是至关重要的结论。相反，它能帮人们指出微生物组中存在的细菌类型的某些趋势是健康的，也许特别是在其整体的多样性方面。更重要的是，这项研究也没有直接提供与2型糖尿病患病风险有关的任何信息。众所周知，测试饮食对健康结果的影响十分困难，一个可靠的实验需要对大量的人进行健康监测，每个受试者都要连续多年坚持特定的饮食。[38]用新药测试时使用双盲临床试验[①]的方法显然是不可能实现的，因为没有办法让参与者

① 在双盲临床试验中，研究者和患者都不知道每个患者分在哪一组，也不知道何组接受了试验治疗。——编者注

不知道自己吃的是什么。这就是为什么几乎所有的饮食干预试验都是短期的，而且只能使用血液测试来替代实际疾病的风险。[39]事实上，虽然有证据表明，避免食用会导致血糖水平飙升的食物有助于降低患2型糖尿病的风险，但这尚未得到确切证明。[40]面对这样的困难，想要做到简单的健康提示信息是很难的。

能够清晰呈现的一幅景象是，微生物组、饮食和肠道生理学紧紧地联系在一起。每一方面都非常复杂，它们之间的互动就更不用说了。[41]每个人的微生物组都包含无数不同类型的细菌，其中有一些是我们尚未识别的细菌。[42]人们在一天中的不同时间吃下不同数量的食物，其中含有数以千计的化学物质。而且，每个人的基本生理结构是由自己的遗传、免疫系统状态、感染史等因素决定的。对于科学和我们对健康饮食的认识来说，正是这种复杂性决定了前进的方向，而我们只有在大数据和计算机算法的帮助下才能掌握和分析这种复杂性。埃利纳夫和西格尔的研究表明，饮食、营养和微生物组的科学如何进入了一个革命性的阶段。

在此过程中，我们将不得不考虑一系列的政治、社会和伦理问题。曾经尝试过多种类型饮食的人都很清楚，仅仅知道哪些食物类型对人有益并不能决定人们的饮食习惯。靠着似乎令人无法抗拒的脂肪、盐和糖的美味组合，生产和销售这些食品和饮料的跨国企业蓬勃发展。[43]政府政策有助于平衡各方的商业利益，就像他们对吸烟所采取的政策那样。[44]最近，一些国家试图通过对高糖饮料征税来降低人们的糖分摄入。2011年，匈牙利率先推行了这一做法，法国随后于2012年跟进。2018年4月，英国也引入了这一做法，很快就有几家公司重新调整了饮料配方，使其含糖量低于征税的门槛。[45]至少在英国，大多数医疗保健是由税收支付的，这样做有一个简单的财务论据：在英国，每年2型糖尿病患者的直接医疗费用估计为88亿英镑。但是，如果埃利纳夫和西格尔的愿景得以实现，个性化的营养将会对人类健康产生巨大的影响，那么问题就出现了：对个人的微生物组的分析和个性化的饮食方案是否应该成为常规的、预防性的医疗保健的一部分，或者还是由税收来支付吗？营养产品、饮食方案和药品之间的界限在哪里？随着营养干预和饮食方案变得越来越先进，它们必须接受和常规药品一样的严格测试，然后进行公平分配。任何科学的成熟，都必须制定新的政策与之相适应。特别是它涉及了我们日常生活中如此重要的一部分——吃的和喝的，这一点尤为重要。

不用说，微生物组对人类的重要性超出了饮食和营养的范畴。事实上，所有人类健康或疾病的状态都与之相关。人类微生物组的变化与自闭症、哮喘、多发性硬化症、癌症和炎症性肠病等多种疾病有关。[46]然而，重要的是，这些（到目前为止）只是相关关系。要测试一个人的微生物组的变化是否直接导致了疾病或症状恶化是非常困难的。[47]

许多实验室试图通过研究将人体内的微生物转移到无菌小鼠体内的效果来做到这一点。例如，一项实验使用了从34对同卵双胞胎的粪便中提取的微生物，其中一对双胞胎一个患有多发性硬化症，另一个没有。经过清洗后，这些微生物被移植到小鼠身上，这些小鼠容易患上一种与多发性硬化症具有相似症状的疾病。令人震惊的是，来自患有多发性硬化症的双胞胎的细菌让小鼠更有可能患上这种疾病。[48]顺着同样的思路，炎症性肠病患者的微生物被移植到易患同样疾病的小鼠体内。这一次，移植的细菌导致了小鼠的症状恶化。[49]这些结果以及其他类似的结果表明，微生物组可以直接影响患病的可能性或症状的严重程度。但这一因素如何能影响这么多不同类型的疾病尚不清楚。

也就是说，人体有一个方面已知会影响人们在各种疾病中的表现：免疫系统。因此，微生物组能够在许多方面影响我们的一种方式是对免疫系统产生影响。伦敦大学圣乔治医院的流行病学家大卫·斯特罗恩（David Strachan）是最早提出我们与病菌的接触和我们的免疫系统状态之间存在普遍联系的人之一，这种联系可能十分重要。它被称为"卫生假说"。

在对超过1.7万名儿童的调查中，斯特罗恩注意到，儿童是否患上花粉症与他们的家庭规模有关，尤其与哥哥姐姐的人数有关。[50]家庭规模越大，儿童患花粉症的可能性就越小。斯特罗恩推断，人口多的家庭可能会受到更多的感染，也许这种在儿童早期增加的感染机会在某种程度上有助于预防花粉症。这使他产生了一个大胆的想法，即一般来说，生命早期的"肮脏"环境可能有助于预防过敏。时至今日，卫生假说仍然影响着人们的思维，但我们对它的看法有所改变，因为斯特罗恩有不可能预见到的东西——肠道微生物的重要性。人们曾经认为，免疫细胞从未与肠道中的细菌有过直接的物理接触，或者即使有接触，免疫细胞也会忽略（而不是攻击）肠道细菌。但现在我们知道这并非真实的情况。

微生物遍布于人类肠道——食道、胃、小肠、大肠——尽管它们的数量有很大差异。胃酸会杀死许多类型的细菌，或抑制细菌大量繁殖，因此胃里的细菌数量相对较少。胃之后是小肠，这是一条6米长的叠起来的肠道，大多数营养物质在小肠里被吸收，一些细菌也生活在小肠里。但到目前为止，细菌数量最多的地方是食物旅程的最后一段，即1.5米长的大肠。

大肠内部表面的细胞称为上皮细胞，包裹在一层厚厚的黏液中。一些细菌能穿透这层厚厚的黏液，但大多数细菌生活在位于黏液上层或表面液体更多的地方。另一方面，免疫细胞位于上皮细胞下面的组织中。免疫细胞不在细菌居住的肠管内，而是在肠管周围的组织中。免疫细胞试图保护我们免受任何试图突破上皮细胞层并入侵身体的细菌的侵袭。这种设置似乎意味着除非细菌试图离开肠道，否则免疫细胞不会直接接触到肠道细菌。事实上，正如我们现在所知，免疫细胞有突起，可以刺穿肠道内壁的上皮细胞层，直接接触到生活在黏液中和黏液表面的细菌。

问题是为什么免疫细胞对这些肠道细菌的反应不像对人体其他地方的细菌那样？这并不是说肠道免疫细胞的类型与人体其他地方的免疫细胞完全不同，也不是说肠道细菌完全不同于人体其他部位的细菌。相反，肠道环境中的某些东西导致了免疫细胞的不同行为。最重要的是，当免疫细胞检测到肠道中的细菌时，它们不仅不会进行攻击，而且实际上还会分泌化学物质和蛋白质，以维护肠道健康。[51]

这使我们以不同的方式来看待免疫系统。我们往往认为，免疫系统的任务是消灭致病的细菌、病毒、真菌和其他入侵者。尽管它确实也是这样做的，但这并不是免疫系统的全部工作。我们已经知道，例如在子宫内，免疫系统会在怀孕期间帮助建立胎盘。同样，免疫系统在肠道中还承担着其他工作，包括维护大肠内壁的上皮细胞和控制被允许存在的细菌类型。

反过来，肠道微生物有助于发展和维持我们的免疫系统。它们做到这一点的方式之一是产生被称为短链脂肪酸的分子。这些分子是在细菌分解植物纤维获得能量的化学反应中产生的。[52]详细地说，肠道细菌产生高水平的三种短链脂肪酸：乙酸、丙酸和丁酸或丁酸盐。其中最后一种，即丁酸盐，能促进被称为调节性T细胞的免疫细胞的活动。[53]调节性T细胞专门负责关闭其他免疫细胞的活动，这一关键活动使免疫系统不会损害身体。其他短链脂肪酸也会影响免疫细胞和肠道内壁的上皮细胞，尽管对于这些过程我们还不太了解。总之，大致上说，这三种类型的脂肪酸分子含量高，可以使免疫系统保持稳定，创造一个"抗炎"的环境。特别令人惊讶的是，这些分子似乎不仅能影响肠道的局部免疫细胞，而且能影响全身的免疫系统。

过敏是由针对被误认为是有害的东西的不良免疫反应引起的，而这些东西实际上并不是有害的——我们可以认为是免疫系统的过度反应——因此，理论上，有助于抑制免疫反应，或帮助身体发展这种能力的东西，会有助于防止过敏。显然，构成肠道微生物组的一些东西正是以这种方式来帮助免疫系统的发展。高纤维饮食的小鼠肠道中产生了高水平的短链脂肪酸，使它们不太可能患上小鼠哮喘，也能证明这一点。[54]

与迄今所知相符合的一个看似合理的过程是，高纤维饮食增加了以纤维为生的肠道细菌的数量，这导致了高水平的短链脂肪酸的产生。短链脂肪酸分子除了在肠道中发挥作用外，还通过血液在全身循环，使它们能够影响不同器官中的免疫细胞。然而，有一些证据表明，短链脂肪酸分子主要影响的是骨髓中的免疫细胞——这可能会是另一条线索，因为骨髓是免疫细胞发育的一个重要场所。也许免疫细胞在骨髓中接触到了短链脂肪酸，这有助于在免疫细胞从骨髓进入身体组织和器官之前，将其反应性设定在正确的水平。如若不然，就更有可能发生不必要的免疫反应，从而导致过敏。与此一致的是，一项对儿童的小型研究发现，患有过敏症的儿童，其粪便中的短链脂肪酸水平较低。[55]但同样，这个过程只是貌似合理，而没有得到证实。例如，对儿童的这一观察只是一种相关关系而已。

即使微生物组被认为对免疫系统的发育很重要和可能会导致过敏症，我们还不知道它与影响我们过敏倾向的其他一切因素——基因、吸烟、年龄、接触过敏原等相比有多大影响。在这方面，我们已经到达了知识的边界。我们有一些零碎的信息，但还不足以开发出基于微生物的治疗过敏的药物。

然而，有一种基于微生物组的药物已被证明是有效的，不过不是针对过敏，而是为了阻止感染——粪便移植。

粪便移植就和它的名称一样简单和奇怪。根据完成的地方不同，过程也有所不同，但大致上来说，其工作原理如下。采集新鲜的粪便样本，送到实验室。然后用类似搅拌机的仪器对粪便进行搅拌。经过筛分后——确保去除块状粪便，保持光滑浓稠——粪便被吸进宽大的塑料注射器。还需要对捐赠者进行血液测试，以检查他们是否有肝炎、艾滋病病毒或其他感染，并且对粪便本身进行感染和寄生虫检测。上述条件全部得以满足后，就可以进行移植了。

医生往病人静脉滴注镇静剂，使其处于睡着或几近睡着的状态。此前几天，病人只吃流质食物，前一天晚上也许还会服用泻药。用一根直径约1厘米的软管——结肠镜——插入病人的直肠。管子末端的一个摄像头会传输图片，以便能将其置于大肠的顶部。一旦到位，便按动管子另一端的注射器，将粪便慢慢注入。有时粪便样本来自家人或朋友，有时则来自陌生人。

这种操作也会有一些变化，包括将粪便——或者有时是从粪便中分离出来的细菌——装入胶囊，然后通过直肠注入，或者吞服。另一种方式是通过鼻饲管将移植物直接送入病人的胃里。如果采用这种方式，病人需要服用一种药物来抑制胃酸的产生，否则胃酸会杀死大部分的移植生物。不用说，无论使用哪种方法，过程可能都有点令人尴尬和担忧。也许这就是粪便移植有时会由病人在家里自行操作的原因之一，尽管让专业医疗人员来操作要安全得多。虽然网上很容易找到关于如何自己操作的说明，但不建议使用，原因我接下来会谈到。

令人惊讶的是，这种技术含量相对较低的医疗程序至少在一种有生命威胁的情况下是有益的：一种名为"艰难梭菌"的细菌引发的复发性肠道感染。1935年，艰难梭菌被首次分离出来，并因为这种细菌难以分离和培养而得名。[56]通常情况下，艰难梭菌感染可以用抗生素治疗，但一些菌株已经产生了抗药性。有抗药性的艰难梭菌是"超级细菌"，它们越来越频繁地引发各种疾病。[57]常见的症状包括痉挛、发烧和严重的腹泻，大多数人都能康复，但如果艰难梭菌感染没有得到控制，也可能致人死亡。

惊人的是，艰难梭菌自然存在于一些人的肠道中。所以并不是说这种类型的细菌一定有危险。容易因艰难梭菌致病的人群包括老年患者、患有某些其他疾病的人，如癌症或炎症性肠病，或由于化疗或服用类固醇的副作用而导致免疫力下降的人。矛盾的是，广谱抗生素也可能增加艰难梭菌引发疾病的风险。但人们不能因此而不用抗生素。抗生素能治疗危险的细菌感染，要拯救生命就离不开它。但是，抗生素有一个有害的副作用，它们会攻击其他细菌，包括生活在肠道中的正常细菌。失去了微生物多样性的肠道会给艰难梭菌——不管是近期摄入的还是已经存在的——一个迅速繁殖的机会。

讲一则轶事——不要将其当成可靠的或经过证实的医疗建议。一位研究这个问题的科学家告诉我，当她不得不长期服用抗生素时，她会食用纤维含量特别高的食物，以稳定自己肠道的微生物组。[58]她的想法是，高水平的纤维可能会有助于正常肠道细菌的繁殖，至少在理论上，这能有助于抵消抗生素的有害副作用。[59]谁也不知道这种做法是否有用。在治疗艰难梭菌感染方面，唯一被广泛认可的基于微生物的干预措施是将"健康"的微生物群直接移植到病人的肠道中。这种措施被认为是有效的，原因有二：首先，移植的细菌会与艰难梭菌争夺营养和其他资源。其次，移植的细菌会影响肠道免疫系统，反过来有助于抑制艰难梭菌。[60]

虽然人们对粪便移植有了新的认识，但粪便移植的想法自古就有。早在4世纪，中国东晋医学家葛洪就曾用健康人的粪便来治疗严重的腹泻。[61]时间再拉近一些，1958年——在人们对微生物组了解得还不太多的时候——有四名病人接受了粪便移植，治疗可能的艰难梭菌感染。[62]美国丹佛退伍军人管理局医疗中心的外科主任本·艾斯曼（Ben Eiseman）实施了这一治疗方案，因为"那是一个人们一有想法就会付诸实践的年代"。[63]因为在那个时候抗生素仍然大行其道，他的理念并没有被广泛接受。[64]现在，随着对抗生素有抗药性的艰难梭菌的认识加深，该疗法的根本原理更加清晰了。2013年，在荷兰进行的一项小型试验取得了成功，但却不得不被提前中止，因为仅仅是为了与接受了粪便移植的病人进行比较，而不让对照组感染者接受粪便移植是不道德的。[65]从那时起，许多其他试验也取得了同样的成功。[66]

尽管如此，这仍然是一种实验性疗法，2019年，一名73岁的男子因粪便移植而死亡。死因是由于移植给他的粪便受到了一株未经筛选的大肠杆菌的污染。[67]大肠杆菌是一种通常会引起旅行者腹泻的细菌，但由于病人的免疫系统较弱，后果更为严重。同一捐赠者的粪便也给另一位病人造成了不利影响，但他在出现发烧和咳嗽后，被送进了医院，在服用了抗生素后康复了。几乎可以肯定，还有另外的粪便移植传播感染的例子没有被记录下来。

为了治疗复发性艰难梭菌感染，美国医疗中心每年要进行1万例粪便移植，就此而言，其好处超过了风险。但在治疗其他疾病方面，效果就不那么明显了。数以百计的临床试验正在进行中，以测试粪便移植是否能帮助治疗其他感染、自身免疫性疾病、精神疾病等。[68]如果能的话——而且哪怕只对一些疾病有用——那么我们需要解决的一个问题是如何保证一致化和标准化的治疗。

粪便移植比服用药物涉及更多变数。顾名思义，粪便移植更像是将一个器官从捐赠者转移到病人身上。每个微生物组都是独一无二的，而且正如我们所看到的，目前有许多不同的方法可用。测试这些方法的相对安全性和有效性将至关重要。一个可能更好的做法，是诊所和医院从专业中心获得捐赠的粪便，而不是自己收集。世界上已经有一些粪便库，包括美国马萨诸塞州剑桥市的非营利组织"粪便银行（OpenBiome）"，以及荷兰捐赠粪便库。[69]这些组织希望像建造输血使用的血库一样，为粪便移植建立粪便库。

最终，某种新一代的微生物组药品可能才是更好的解决之道。但这会涉及一个深刻的科学问题：由于人类微生物组的差异如此之大，我们并不真正知道什么是"健康"的微生物组。由多种类细菌组成的一组核心细菌应该很重要，而且顾名思义，必须不能有任何明显的危险，比如大量的艰难梭菌。[70]但除此之外，几乎没有什么是确定无疑的。与其说需要的是几种特定类型的微生物，不如说一种总体生态或稳定性更重要。如果我们能清楚地认识到这一点，那么就可以设计生产健康的微生物组合。这将规避直接使用某人的粪便所带来的变异和风险。[71]

益生菌、添加了益生菌的食品或补品，为控制微生物组提供了另一种可能。有证据表明，益生菌可以缓解长期疾病的一些症状，如肠易激综合征，或者也许有助于避免服用抗生素的副作用。[72]但是欧洲国家和美国的相关部门尚未批准将任何益生菌作为药品。大多数益生菌是作为膳食补充来销售的，这意味着它们不会像药品一样得到测试。伊兰·埃利纳夫以及另外一些人认为这是错误的，应该通过严格的临床试验对益生菌进行测试，这样我们才能确定它们是否有效。[73]埃利纳夫说，益生菌有潜力。但目前，还没有确切的证据表明任何益生菌食品或补品可以控制人的微生物组并治疗疾病。[74]

另外，还有一些更宏大的激进想法，如打造通过空气或水进行微生物循环的家庭和办公室。或者在温泉池中加入具有治疗作用的混合细菌。这已经是介于科学和科幻小说之间的构想了。

既然我们已经谈到这里了，不妨让我们考虑一下，基于微生物组的干预措施是否不仅可以用于治疗感染，还可以让其入侵人类的大脑。

微生物绝对可以改变一个人的行为。一个著名的例子是狂犬病。它是由一种影响人类和狗的病毒引起的，狂犬病毒只有5个基因（相比之下，狗有大约1.9万个基因，人类有2.1万个基因）。狂犬病毒产生的蛋白质与神经系统相互作用，使受感染的宿主变得焦躁不安和具有攻击性。然后，一条发病的狗更有可能咬伤别的狗或人，从而将病毒传播出去。事实上，还有各种其他例子，说明病菌操纵宿主的行为对它们自己有利。[75]例如，一些肠道细菌可以诱导苍蝇以更多的同类细菌为食。[76]另一些细菌可以影响苍蝇对酵母菌的食欲。[77]这些现象背后的原因人们还没有弄清楚，但很可能与肠道细菌能够影响苍蝇的神经系统，也许还有苍蝇的嗅觉有关。[78]

肠道细菌是否能故意影响人类行为是一个有争议的话题。一项针对1000多人的研究确定了人类中存在的某些类型的微生物，我们认为这些微生物与高生活质量有关，还有一些与抑郁症相关。[79]但需要再次申明，相关关系并不是因果关系。开展实验的人确保了这些影响不是由于参与者服用了抗抑郁药，但他们检测到的模式还有许多其他可能的原因。例如，一些有心理健康问题的人可能睡眠较少或饮食不规律，这可能影响了他们的微生物组。尽管如此，肠道细菌直接影响人们的精神健康是有可能的，肠道细菌确实也会产生神经递质，如5-羟色胺和多巴胺。这些分子可能会直接到达大脑，但也可能会作用于局部，也许会作用于连接肠道和大脑的迷走神经。[80]

一种精妙的理论认为，如果我们的精神状态和行为受到肠道微生物组的影响，那也只能是间接的，因为肠道微生物不可能是为了专门控制人类的思想而进化的。如果我们把肠道微生物组看作是一个生态系统，其中的每一种细菌都在与其他所有的细菌竞争资源和生存空间，那么就很难想象某一种类型的细菌可以影响人类的行为而使其只对自身有利，原因是任何一个人的肠道里都有这么多类型的细菌。例如，如果一种类型的肠道细菌使人们更喜欢它们赖以生存的食物，那么其他细菌也一定会从这种食物中受益，从而破坏了其自身的竞争优势。[81]

如果肠道微生物组对我们的精神状态有间接影响，那么一个可能的中介对象就是免疫系统，因为人体的一切都与免疫系统密切相关。事实上，我们可以肯定的是，免疫系统的活动能引发忧郁的感觉；每当你觉得不舒服或发烧时就会发生这种情况。虽然很多事情还不清楚，但有一点可以看出，几乎可以肯定的是，在治疗抑郁症、焦虑症或任何心理健康问题方面没有"一刀切"的方法。也许在未来，基于微生物组的干预措施将在治疗某些病症中有所帮助。现在已经有一个新词来形容含有益生菌的补品——据称对心理健康有好处——精神益生菌。[82]

人的皮肤、肺部和口腔也都有微生物组，我们对它们的了解远远少于肠道微生物组，而且每一个微生物组都是一个完全不同的世界。在本章中，我们只讨论了细菌，而忽略了所有其他类型的微生物，如真菌和病毒——更不用说被称为噬菌体的病毒，它们会感染我们的常驻细菌——我们对这些病毒同样知之甚少。其他星球上可能会有生命体，但可以肯定的是，细菌就像是我们自己身体里的外星人。而且可以说，它们的重要性比真正的外星人要大得多。我们正在积累的关于它们的知识将对我们的生活产生巨大影响，不在明天，也许也不在后天，但很可能是在22世纪。

第六章

——

总体代码

科学的新方向往往是由新工具而不是由新概念推动的。概念驱动的革命，是以新的方式解释旧事物。工具驱动的革命，是发现需要解释的新事物。

——弗里曼·戴森（Freeman J. Dyson），
《想象中的世界》（*Imagined Worlds*）

在20世纪60年代中期，加州理工学院的一位年轻教授威廉·德雷尔（William Dreyer）给了他的第一个研究生两条建议。一是要永远从事最前沿的生物学研究；二是如果真的想改变一个科学领域，就要发明一项新技术。[1]

学生莱诺伊·胡德（Leroy Hood）将这一指导铭记于心。他早就开始从追求新的想法中获得深深的满足感，他的雄心壮志也在增长[2]。德雷尔刚开始认为他的学生"有点笨手笨脚……而且是个非常好胜的小伙子"。[3]但是就像所有的学生一样，胡德变得成熟了，最后，他的研究变得比自己导师的研究更有名。事实上，接下来的50年里，胡德漫长的职业生涯见证了人类生物学所发生的很多事情。他有一种天赋，就是比别人更早地看到事情的发展方向。年龄和经验有时会夺去一个人的锐气，但这似乎从未发生在胡德身上。

1970年，胡德自己也成为加州理工学院的一名教师，此前他按照越战政策的要求在美国国立卫生研究院待了三年。他曾考虑过去哈佛大学或斯坦福大学，但最终还是认为加州理工学院才是最能实现老师的忠告的地方。[4]他想站在生物学的前沿，思考哪种新的仪器可以产生巨大的影响，然后开始制造它们。他意识到对构成生物体的分子——蛋白质和基因——的化学分析非常缓慢，而且通常是通过手工完成。他认为，化学分析过程自动化将是一种变革。

因为胡德对蛋白质十分熟悉，于是选择从蛋白质着手。每种类型的蛋白质都是由构成元素按照独特序列组成的，这些被称为氨基酸的构成元素以链条的形式连接在一起。氨基酸有二十种，但我们尚不知道它们在人体内构成了多少种蛋白质。能够确定的有2万多种，但如果算上细微的变体，可能会有数十亿种。[5]研究任何蛋白质往往从确定氨基酸的序列开始，这为研究蛋白质在体内的作用提供了线索，特别是如果它与另一种我们已经知道功能的蛋白质相似的话。确定一种蛋白质的序列也是能够分离出负责创造该蛋白质的基因的一个关键步骤。

1981年，胡德和他的同事——著名的实验室成员迈克·亨卡皮勒（Mike Hunkapiller）——宣布他们制造了一台用于蛋白质测序的仪器。[6]它可以在一个反应室中，将单个氨基酸从蛋白质上一次一个地切下来，以便对其进行化学鉴定。他们的仪器被证明比任何以前的方法都要可靠得多，很快胡德的实验室就收到了许多需要分析的重要样本：激素、神经递质受体、血液因子、免疫细胞分泌物等。[7]1983年，胡德的实验室从送来的样本中分析到了一种叫作朊病毒蛋白的蛋白质。[8]人类和动物所患的几种神经退行性疾病可能都是由畸形朊病毒蛋白引起的，包括后来被称为"疯牛病"的疾病，但是，这在当时还是一个激进的概念，远未得到证实。人们认为蛋白质本身并不能够引起传染病，而只是作为包含遗传物质的东西的一部分，如病毒。[9]斯坦利·普鲁西纳（Stanley Prusiner）代表他们的合作者，确定了朊病毒蛋白的序列，这是迈向这一新认识的重要一步，并最终为他赢得了1997年的诺贝尔奖。[10]由于他们的研究，我们现在知道，朊病毒蛋白在人体中含量丰富，畸形的朊病毒蛋白在大脑中形成肿块，从而引发疾病。这种疾病可能具有传染性，因为畸形朊病毒蛋白可以引发正常的朊病毒蛋白变形，产生新的感染性颗粒，引发连锁反应从而传播疾病。[11]

　　尽管这一科学进步的重要性显而易见，但当胡德向19家公司推销蛋白质分析仪，以及他对发明其他仪器的设想时，没有一家公司感兴趣。也许我们不应该对此感到惊讶。许多发明了新工具或新药物的科学家都讲述过自己当初是如何努力争取别人的兴趣的。〔也许这方面的典型例子是史蒂文·萨森（Steven Sasson），在2010年美国国家科学奖章和国家技术与创新奖章颁奖典礼上，普鲁西纳结识了萨森。1975年，萨森制造了世界上第一台便携式数码相机，并发明了在电视屏幕上显示照片的方法，但当他向柯达公司的老板演示这项发明时，却遭到了对方的否定，因为他们不明白为什么有人会想在电视屏幕上看自己的照片。[12]普鲁西纳和萨森一定很合得来，因为普鲁西纳的自传便是以萨森的遭遇作为开头的。][13]胡德认为，他当时未能与公司合作的原因之一是他没有找对人：他应该把自己的想法告诉公司的首席执行官或创始人而不是中层管理人员。[14]不过最终，加州理工学院获得了一位旧金山风险资本家的种子资金，成立了美国应用生物系统公司（Applied Biosystems）。[15]1982年，公司开始销售蛋白质分析仪，并迅速成为世界领先的生物技术仪器公司之一。[16]

胡德的实验室并不满足于任何荣誉，很快就生产了另一台仪器：蛋白质合成仪。这台仪器不是将氨基酸从蛋白质上切下来，而是通过化学方式将氨基酸连接起来，从而能够按照设计来生产蛋白质分子。胡德的实验室先用它生产一种通常由艾滋病病毒制造的蛋白质样品。有了这种蛋白质的纯样品，科学家们就可以研究出它的分子结构，这反过来又帮助制药商默克公司创造了一种化学制剂——蛋白酶抑制剂——来抑制蛋白质的作用。[17]蛋白酶抑制剂被证明是一种有效的抗艾滋病病毒药物。事实上，1996年，默克公司和雅培公司生产的蛋白酶抑制剂被作为药品投入使用，标志着艾滋病开始成为一种可以控制的疾病，而不是一种必然会致命的疾病。[18]

显然，胡德听从德雷尔的建议是正确的。新技术的最终影响可能远远大于其诞生时的设想。然而，与胡德的实验室接下来的成果相比，我们迄今为止所讨论的一切都显得微不足道。

41岁时，胡德成为加州理工学院生物学的负责人，条件是同意他不必参加一些他认为是浪费时间的教员例会。[19]他希望继续专注于自己的实验室，该实验室的规模已经扩大到了能容纳65人以上的程度，这个数约比大多数学术研究团队的五倍还要大。正如一位实验室成员所说："外界的人把我们看作一支有组织的庞大军队，准备毁灭地球。事实上，我们更像是没有固定结构，朝着不同方向移动的变形虫。"[20]1982年，胡德将一些各有专长的研究人员组成了一个小团队，团队的任务是：制造一台用于基因测序的仪器。在胡德实验室工作了多年的迈克·亨卡皮勒是一名工程师。他的兄弟蒂姆·亨卡皮勒（Tim Hunkapiller）当时还是胡德实验室的一名研究生，拥有计算机方面的专业知识。劳埃德·史密斯（Lloyd Smith）作为一名熟悉激光的化学家被特地招募进来，而胡德本人拥有生物学的相关知识。[21]

DNA是由四种不同脱氧核苷酸构成的两条脱氧核苷酸链：腺嘌呤（adenine）脱氧核苷酸、胸腺嘧啶（thymine）脱氧核苷酸、鸟嘌呤（guanine）脱氧核苷酸和胞嘧啶（cytosine）脱氧核苷酸，通常以其首字母来指代。从本质上讲，基因是一段DNA序列——一段任意顺序的腺嘌呤脱氧核苷酸、胸腺嘧啶脱氧核苷酸、鸟嘌嘌脱氧核苷酸和胞嘧啶脱氧核苷酸——相当于一条生物指令，如可以让一个细胞产生一种蛋白质分子。那么，基因测序是一个过程，我们据此确定DNA组成成分的顺序。这对于理解基因的作用、每个人基因的差异以及整个遗传学领域至关重要。

早在几年前，英国生物化学家弗雷德里克·桑格（Frederick Sanger）就发明了一种人工基因测序的方法。[22]在他的方法中，目标基因被进行了无数次的复制，不是完整地复制，而是复制成片段，每个片段的长度不同，而且是随机产生的。一个化学过程——聚合酶链反应（PCR）——被用来为每个DNA片段按照正确序列添加构成模块。但是在反应试管中，桑格使用了少量替代版本的A、T、G、C四个模块，这些模块具有放射性，并且化学结构也被进行了小幅修改，以停止化学过程并阻止任何其他构建模块被添加。因此，当一个放射性版本的A、T、G、C被随机纳入序列，以取代其正常的对应模块时，该DNA片段就完整了，但在其末端会有一个放射性构建模块。通过计算放射性标记之前有多少个构件，就可以确定该末端构件在整个目标基因中的位置。比方说，一个有10个构建模块并以放射性A结尾的DNA片段会告诉我们，A是整个序列中的第十个字母。另一个片段可能会显示出第11个模块是T，以此类推。有了足够多数量的碎片，我们就可以最终确定整个序列。在实践中，这个过程使用了大块的丙烯酰胺凝胶，在塑料片上产生了大量的黑色斑点，代表了序列中每个模块的位置。这是一个精巧无比的方法，桑格因此获得了诺贝尔奖，[23]但这个过程也是缓慢、乏味和不完全可靠的。胡德知道，将这一过程自动化的仪器将会带来革命性的改变。

在胡德的团队组建后的大约三周内，他们意识到用荧光彩色染料来标记DNA构建模块，将是比放射性更好的方式，因为可以用激光来使染料发光。[24]很难确定是谁想到了这个重要的方法。就像许多伟大的想法一样，它产生于团队成员的交谈中。团队的化学家史密斯后来回忆说："我不太清楚究竟是怎么做到的，但我们以某种方式得到了四种染色的部分。"[25]无论如何，拥有这个想法并不是最困难的部分。想到它只花了一会儿时间，但实施它却花了三年时间。团队必须找出正确的化学方法，将彩色染料涂在DNA上，测试哪种类型的染料效果最好，设计一种可以读出颜色的仪器，开发将原始数据编入基因序列的算法，以及完成更多其他的任务。最终，在1986年，该团队发布了世界上第一台自动基因测序仪。[26]在一次新闻发布会上，胡德说，这台仪器将对我们了解从癌症到囊性纤维化等任何一种疾病产生巨大影响。[27]这听起来像是在夸大其词，但事实的确如此。

新闻发布会后，团队中的一些成员很不高兴，因为胡德没有提到他们中的任何一个人的名字，看起来像是他在独揽功劳。[28]另一个问题是，胡德实验室里的仪器实际上只是一台原型机。为了生产出一个可靠的版本，应用生物系统公司还必须解决各种技术问题，改进化学工艺和硬件。胡德本人将这台测序仪比作福特A型车，而他想要制造的是法拉利。[29]总而言之，发明一台DNA测序仪需要很多拥有各种技能和经验的人，而在接下来的几十年里，还要对它进行不断地改进。

1985年5月24日，就在胡德的新闻发布会前不久，大约十几位科学家在加利福尼亚州的圣克鲁斯聚会，讨论对人类基因组的所有30亿个DNA构建模块进行测序的可能性。[30]胡德与沃尔特·吉尔伯特①（Walter Gilbert）和约翰·萨尔斯顿②（John Sulston）也都参加了会议。[31]当胡德介绍完他的DNA测序仪时，大家的情绪从怀疑转为自信，都认为这个项目是可行的。[32]接下来的问题是，这样做是否值得。胡德回忆说，当时的讨论"真的相当激烈"。[33]胡德本人坚决认为他们应该这样做，因为这是"所有人类生理学和发展的编码"。[34]尽管如此，每个人都承认在如何解释个体之间基因组的差异方面存在困难。但首先，要知道人类基因组的差异程度，必须要有一个参考序列。（最终人类基因组参考序列来自几个志愿者，我们现在知道，在人类基因组的全部30亿个构件中，个人的基因组通常有400万到500万个差异点。[35]）

---

① 沃尔特·吉尔伯特，1980 年诺贝尔化学奖获得者。——编者注

② 约翰·萨尔斯顿，2002 年诺贝尔生理学或医学奖获得者。——编者注

当时，还有一种共识是既然人类基因组肯定有一天会被测序，可以一劳永逸，那么为什么不现在就开始呢？[36]

同年晚些时候，吉尔伯特在一个更正式的科学研讨会上倡导了这一设想。引起了很大反响的是他对开销的估计——30亿美元。与会者们担心整个美国的生物学预算可能都会被挪用到这项特殊的研究上。当其他科学领域都是大项目时——天文学的哈勃空间望远镜和物理学的粒子加速器——生物学仍然是一门小团队的科学。

许多科学家还认为，人类基因组的许多部分看起来是所谓的"无用DNA"，因为它似乎并不包括制造蛋白质的指令。因此他们质疑对所有基因组进行测序的意义。值得庆幸的是，还是有人有先见之明，意识到正是因为人类基因组的一部分是神秘未知的，它们就不太可能毫无用处。事实上，现在我们知道，人类基因组的98%没有以任何典型的方式对蛋白质进行编码，但却蕴含了无数的其他宝藏：例如，开关编码，它可以根据人体不同细胞和组织的需要打开和关闭基因组的其他部分。2020年，这种无用或"未探明"基因组的区域被发现能为数百种小蛋白质编码，而我们对这些小蛋白质几乎一无所知，但几乎可以肯定的是，它们对人类的健康和疾病具有重要作用。[37]

胡德估计，一开始大约80%的生物学家都反对人类基因组测序。[38]他说，最初，甚至美国国立卫生研究院也反对这个项目。[39]尽管如此，美国国会却对该项目很感兴趣。包括詹姆斯·沃森在内的一批知名人士对该项目进行了论证，到了1990年10月，人类基因组计划终于正式启动。并非每个生物学家都为此欢呼雀跃。根据《纽约时报》的报道，一位年轻的科学家说："有的人借此机会发了大财，而我却贫困依旧。"[40]

与此同时，胡德也遇到了麻烦。加州理工学院的一些教师非常不喜欢他的行事风格——管理着一个很大的实验室，同时还满世界到处飞去筹集资金和推广项目。胡德回忆说："他们不喜欢大实验室，但因为需要容纳各种不同的东西，实验室必须大。"[41]但这样的实验室设置并没有起到作用，1990年，他团队的一个成员被发现编造了他们发表的一些成果。在调查过程中，胡德的实验室差不多被停止运作。最后，胡德本人被认定与此事无关，同时，包括未来的诺贝尔奖得主詹姆斯·艾利森（James Allison）在内的一些科学家都一起声援他，特别是支持他迅速采取行动根除了这个问题。[42]尽管如此，胡德还是受到了这场风波的影响，因此，其他研究机构认为他可能会考虑搬迁实验室。

在一场足球比赛中，西雅图华盛顿大学的一位系主任向微软公司的创始人比尔·盖茨介绍了胡德。[43]这位系主任随后邀请胡德到西雅图举办三个同系列的讲座，并邀请了盖茨参加。这个计划奏效了。在长达三个小时的晚餐上，胡德和盖茨共同探讨了科学问题，不久之后，盖茨资助胡德在华盛顿大学获得了教授职位。[44]1992年，胡德搬到了华盛顿大学，更换了工作单位后，他又一次把握住了时代的脉搏。

胡德和其他人一样，意识到生物学正在发生重大变革。生物的组成部分——基因、蛋白质等——已经或正在被成功识别，因此现在出现了一个新的挑战：发现这些不同的部分是如何共同创造出一个整体的，无论这个整体是细胞、器官，还是人。这看起来是一个非常简单的想法，但在胡德看来，这将需要对生物学的研究方式进行彻底地转变。将生物分解开来研究它们的构成，个人或小型团队便可以完成。但为了研究不同部分的互动方式——动态、网络和反馈回路——需要更高层次的跨学科合作，胡德认为这需要生物学家、计算机科学家和数学家一起来完成。

在阐述他对这个问题的看法时，胡德提到一则寓言：六个盲人遇到一头大象，他们之前都没有见过大象。第一个人伸出手来，摸到了大象的侧面。他说："啊，我们遇到了一堵墙。"第二个人摸到了大象的牙齿，说："不对，肯定是一根长矛。"第三个人摸到了大象的鼻子，声称他们遇到了一条蛇。第四个人摸到大象的腿，认为它是一棵树。第五个人摸到了大象的耳朵，说这是一把扇子。最后，第六个人摸到了大象的尾巴，认为这是一根绳子。六个盲人为此争论不休。

胡德研究细胞到底是什么，或者疾病到底是什么的这种整体的方法——旨在了解整个系统，而不是其个别部分——后来被称为系统生物学。这个概念不管是过去还是现在都有些含糊不清，甚至在当时，可能也不算是一个全新的概念。胡德本人也欣然承认，在计算机上研究生物过程的想法大概与计算机本身一样古老。[45]但胡德所做的是倡导这一理念，将其推到社会议程的顶端和人们思想的前沿。2000年，他与人合作在西雅图创立了一个系统生物学研究所。胡德将自己与人合伙开公司赚来的钱，加上自己的奖金和专利费，一共几百万美元都投了进去。[46]此后不久，系统生物学便风靡一时。例如，2007年，英国学术机构的报告就建议投资3.25亿英镑在系统生物学上。[47]

对胡德来说，这一切——从开发DNA测序仪器到人类基因组计划和系统生物学的兴起——最终都凝结成了一种治疗疾病的新方法。他称之为"4P"医学，即预测性（predictive）、预防性（preventive）、个性化（personalised）和参与性（participatory）。2018年9月，胡德在一次科学会议上说："未来的医学将与我们过去的医学大不相同。"[48]他认为，测试和计算能力的大幅度提升将使集中的个性化生物和医疗数据"云"成为可能，所有人都能通过网络从任何地方进行访问，仔细检查这些数据我们就能得知身体的健康状态。

虽然胡德未能从美国国立卫生研究院获得资金来对这一想法进行试点研究，但一如他的行事风格，任何困难都无法让他止步，他自己通过慈善捐款筹集到了足够的资金。他对128人进行了全基因组测序，并每三个月对他们的血液、唾液、尿液和粪便样本进行分析。（这个项目和上一章中介绍的埃利纳夫和西格尔的项目有几分相似，但胡德的团队研究了更广泛的健康问题）。他们为每个人都建立了数据云，对他们的健康进行前所未有的深入研究，胡德将此比作哈勃空间望远镜之于宇宙探索一样给人以启发。[49]在此基础上，每个人都收到了如何改善自身健康的建议。胡德自己也接受了分析，并了解到了自己的身体缺乏对维生素D的吸收能力，应该增加维生素D的摄入量。胡德认为如果没有这些数据，自己很可能会患上骨质疏松症或阿尔茨海默病。[50]

一些人认为，标准的医疗检查也能检测出在这项昂贵的试点研究中发现的大部分问题。胡德的反驳是，随着越来越多的数据被整合，可行的结果将越来越复杂。他认为随着我们学会更仔细地检查一个人的数据云，关于这个人应该如何保持健康，数据云将说明很多意想不到的情况。胡德说，20世纪的医学致力于疾病出现后的治疗，而21世纪的医学将专注于防止疾病的发生。[51]至少在一个方面，胡德是正确的：获得数据越来越容易了。曾经，对一个人类基因组进行测序要花费数年时间和数亿美元。而现在只需要几百美元，甚至更少，而且可以在一天之内完成。

2015年，胡德与人共同创办了一家名为Arivale的生物科技公司，该公司可以分析一个人的基因、粪便、血液和唾液等，并出具关于健康状况的报告。但进行多项测试的成本——几千美元——超出了人们的支付意愿，四年后该公司倒闭了。[52]然而，这一总体概念正在别的地方初具雏形。另一位基因组领域的先驱克雷格·文特尔（Craig Venter）是人类长寿公司（Human Longevity Inc.）的联合创始人，该公司旨在利用基因测序和一系列的其他测试来发现早期健康问题。[53]像"23andMe"这样的基因测试公司已经拥有几百万名希望了解自身的健康或血统的注册用户了。

需要说明的是，在这一历程中，其他人也有与胡德类似的想法。但是，在成千上万的科学家中，胡德发挥了主导作用，把我们带到了目前的阶段：我们已经掌握了人体的基因蓝图，无数的公司正在探索使用它的方法。如果将任何一个人的生命浓缩成几页纸，其都会呈现出一种急速的节奏，但对胡德来说，事情确实发展得很快。因此，关于人类的生物学，特别是人类的基因，我们已经积累了大量的信息，而且还将获得更多的信息。现在我们必须找到方法来理解，这一切对于我们是谁以及我们将如何生活意味着什么。

具有相同基因的两个人——同卵双胞胎——并不是同一个人。每个人都不只有一组基因。即便如此，我们的某些东西来自我们的遗传基因。在某种程度上，性格是与生俱来的，即使我们很难界定每个人的性格是什么。这就是为什么基因科学长期以来被称为一种途径，通过它我们能最终查明哪些是遗传和非遗传，能解决人类最古老的辩论之一——老生常谈的关于先天与后天的争论，这是理解人们的个性和身份的核心。但是，由于胡德和其他许多人的研究所揭示的现实变得事与愿违：对人类的遗传基因挖掘得越深，事情看起来就越混乱。

事实证明，个人性格特征在我们的遗传基因中特别难找到。以智力为例，我们在第四章中提到过，如何衡量智力是一个棘手的问题。即使以某种狭义的方式来衡量智力，如智商测试的分数，或者一个人的教育水平，我们也没有发现对这些衡量方式（特定疾病除外）有很大影响的基因变异的存在。相反，几百种基因变异似乎对此都有一些影响。[54]这意味着像"智力"这样的特质并不是以任何简单的方式进行编码的。一个有着数百种变量的编码系统，其结果必然是多样性和众多的细微差异。

基因科学的影响——结合胡德帮助开创的那种大数据分

析——可能在癌症治疗方面更让人熟悉一些。2013年，电影明星安吉丽娜·朱莉（Angelina Jolie）为《纽约时报》撰写了一篇文章，讲述了她如何以及为何切除了自己的两个乳房。朱莉的母亲、祖母和小姨都死于乳腺癌或卵巢癌。基因测试结果显示，她有一个与乳腺癌相关的基因BRCA-1，她得知自己有87%的概率会患上乳腺癌。于是，她做了乳房切除术，切除了双侧乳房。她写道："我可以告诉我的孩子们，他们不需要担心因我可能患乳腺癌而失去我。我觉得自己做出了一个坚强的决定，这丝毫没有削弱我的女性气质，这让我备受鼓舞。"[55]这篇文章引起了媒体的狂热，成为一个分水岭，让数百万人了解到了基因检测及其作用。后来，在2015年，朱莉进一步做了手术，切除了自己的卵巢和输卵管，以降低她患卵巢癌的风险。在她手术前不久，一项血液测试显示了一些炎症标志物，她被告知，这可能是卵巢癌的一个近似迹象。她在《纽约时报》上再次写到自己的经历："做出这些决定非常艰难。但是这有可能让我们积极应对和控制任何健康问题。"[56]

和病毒或细菌进入人体导致传染疾病不同，癌症很少有单一或突然的触发事件。一组失控的增殖细胞，也就是癌症的特征，是在一段时间内由先天和后天因素的复杂组合而产生的。例如，我们都知道，吸烟可能会导致肺癌。[57]然而，也有许多人一生都在吸烟，却没有患上肺癌，这意味着还有许多其他混杂因素。同样，一些新闻提醒人们，某种食品中含致癌物，但大多数研究仍然无法解释食用该食品与罹患癌症的具体概率。健康指南是很重要的——不吸烟就是很好的建议——但是最近关于癌症的发现显示，健康指南并不是一份简单的关于该做和不该做的事情的清单，接下来我们会谈到这一点。

早在1986年，人们就发现了第一个对个人罹患癌症有很大影响的基因（"高外显率"）视网膜母细胞瘤基因的变异与一种罕见的儿童眼部肿瘤有关。[58]从1987年开始，病人就可以接受针对这种基因的分析，并带来了明显而直接的效果：有风险的儿童可以做筛查，如果检测结果为阴性，就可以免于麻醉后进一步的眼睛检查。[59]在整个20世纪90年代，许多其他与特定癌症易感性有关的基因被发现，包括与乳腺癌相关的两个基因：BRCA-1和BRCA-2。一位女性的这两个基因中如果遗传了一个有问题的突变，大约有70%的概率会在80岁之前患上乳腺癌，尽管患病风险水平同时还受她的家族病史和其他因素的影响。[60]这就是为什么安吉丽娜·朱莉家族的癌症发病率会大大增加她的患癌风险。

研究发现BRCA-1或BRCA-2突变会在许多方面影响乳腺癌患者的生活。患者可能不会进行手术切除癌性肿块，而是会选择像朱莉那样进行乳房切除术，切除一个或两个乳房。她们也可能会和朱莉一样选择进一步的手术，以降低卵巢癌的风险。她们可能会被提供特定类型的治疗药物。在某些情况下，携带BRCA-1或BRCA-2突变的人可能会选择通过体外受精技术对胚胎进行筛查，以保证同样的问题不会遗传给下一代。当然，这对同样可能继承了这种风险的其他家族成员也有用。

安吉丽娜·朱莉的特殊情况并不罕见。大约在每400人中就会有1人BRCA-1或BRCA-2发生致病性突变。然而，BRCA-1或BRCA-2突变只占所有乳腺癌病例的一小部分，大约5%。[61]其他基因变异也与乳腺癌有关，但它们往往更罕见，对个人的风险影响比BRCA-1或BRCA-2小。一般来说，癌症风险的遗传在很大程度上取决于癌症的类型。在这方面，乳腺癌是相当典型的，有乳腺癌遗传基因和家族病史者约占乳腺癌患者的10%。这意味着大多数患癌症的病人对癌症的易感性不可能在出生时就被预测到。此外，除了由病毒感染等引起的癌症外，大多数癌症都是遗传引起的人的细胞在生活中获得的基因突变的结果。这种情况发生的原因如下。

细胞分裂时，新形成的子细胞获得的DNA可能与它的母细胞略有不同。这是因为在复制母细胞的DNA时，相关的酶偶尔会插入错误的构建模块。通常情况下，这个错误会被注意到——因为，例如，DNA的两条螺旋链不能正确匹配——而其他酶会修复这个错误。但是这些检查，即所谓的"DNA修复机制"，并不完美，有时变化会持续存在。例如，一个"A"模块可能被换成了序列中的某个"G"模块。粗略地说，每次细胞分裂时，30亿个模块中大约有10个模块会被改变。情况几乎总是如此，不会产生任何影响。但偶尔会出现突变，例如，突变使一个基因无法正常工作。[62]有些突变甚至可能导致一个基因产生过量的蛋白质，或产生具有某种异常活性的蛋白质版本。随着时间的推移，一系列的突变可能累积起来，然后导致细胞失去对分裂的正常控制，恶性增殖，从而成为癌症。一些类型的癌症比其他类型的癌症更常见——例如，肺癌比脑癌更常见——有人对此提出的解释是，细胞更新十分频繁的组织和器官，如肺部，因此更有可能积累癌症突变。[63]例如，烟草烟雾、紫外线和某些化学品会增加突变率，这就是这些物质会增加我们患癌症概率的一个原因。

这就是为什么对一个人的癌细胞进行基因分析往往有助于指导治疗。举个例子：如果一个肺癌患者的癌细胞被发现含有表皮生长因子受体（EGFR）的突变，这意味着它产生的EGFR蛋白是持续活跃的，而不是根据需求进行响应，[64]这种蛋白质更有可能对被称为EGFR抑制剂的药物治疗做出反应。[65]因此，在2020年，一个由不同研究中心的研究人员组成的联盟公布了2600多个癌症样本的基因序列报告。[66]先进的云计算、数千兆字节的数据和大量的算法为他们提供了前所未有的深度分析。与以往的癌症研究不同，他们分析了整个基因组，包括曾经被称为"垃圾"的基因组部分。由此，研究人员新发现了与癌症相关的几个序列。平均而言，研究人员发现每个病人的癌症都包含四或五个"驱动突变"——基因组的变化赋予了细胞特殊的繁殖能力而直接导致了癌症。许多其他的突变并不直接导致癌症，而是伴随着它发现了可用于诊断的模式。这些被标记为"携带突变"。[67]也许最重要的是，我们可以从如此多的信息中推断出癌症的发展轨迹——基因突变发生的顺序，并计算出一些可能会发生的突变，而且远远早于癌症的任何临床诊断：隐藏在细胞内的秘密信息，即癌症开始的征兆。

在所有被研究的癌症中，约有一半的癌症，其早期突变被确定发生在9个基因中。[68]理论上，如果这些突变能够在出现后就迅速被检测出来，那么癌症的风险就可以被诊断出来，这有可能比癌症的实际发展早上几年甚至几十年的时间。虽然这在目前还未实现，但人们正在认真研究这种设想。检测此类突变的一种方法是通过分析血液循环中游离的DNA片段。

自1948年以来，人们就知道人类血液中存在无细胞遗传物质，但直到近些年，我们才拥有了足够灵敏的技术来分析这种遗传物质。从表面上看，这提供了一种检测个人健康状况的方法。问题在于我们并不完全了解这种遗传物质的来源，所以并不完全清楚监测的是什么。在癌症患者中，循环DNA含量经常增加，可能是由于癌细胞被免疫系统杀死的结果，或者是由于一些癌细胞死亡后被其他细胞取代的自然更替。在这些情况下，癌症产生的循环DNA（通常占血液中无细胞DNA总量的一小部分）含有突变，可作为一种诊断工具使用。例如，对于"非小细胞肺癌"，可以在循环血液DNA中检测到EGFR基因存在或不存在突变。[69]在未来，对血液中无细胞DNA的分析将变得更加灵敏。这是否能最终实现对癌症的病前检测还很难说，但可能性是有的。

还有许多其他的设想也处于研究之中。从细胞中分泌出来并在血液中循环的微小基因和蛋白质包——我们在第一章中见过的从细胞中释放出来的小囊泡——也可能含有癌症发生的信息。[70]这一点在动物身上已经得到了证明。在易患胰腺癌的小鼠中，一种囊泡标记物可以未经核磁共振扫描便能暴露问题。[71]同样的标记物也存在于人类胰腺癌患者的囊泡中，其在血液中的含量与"肿瘤负荷"，即体内的癌症病灶数量相关。因此，尽管关于小的细胞源性囊泡在体内的作用仍有许多基本问题，但它们仍可以被用作健康诊断，也许可以在癌症或其他疾病完全产生之前发现它们。[72]

第三章讨论的对血液进行的深层细胞分析，也可能在这方面发挥一定的作用。一些免疫细胞会对DNA受损的细胞（如癌细胞）产生反应，导致免疫细胞的特征发生轻微变化，这种变化可以被检测出来。什么时候可以诊断出具体的疾病还不清楚，但同样，有证据表明在动物身上是可能的。通过监测小鼠的免疫细胞分泌物水平，科学家们能够非常早地发现肿瘤的复发。[73]

微生物组也可能显示癌症和其他疾病的早期迹象。这些迹象可能是间接的——与癌症有关的身体其他变化的结果——但有证据表明，一个人的肠道微生物的组成本身就可能赋予某些类型的癌症的易感性。[74]肠道微生物组也可以提供指导癌症治疗的信息。[75]例如，根据患者肠道微生物组的组成，可以确定他们可能对某些免疫疗法有反应。[76]在小鼠身上，定植①包含11种混合细菌的微生物组能够改善一种抗癌免疫疗法的效果。[77]

事实上，所有这些可能性都同样适用于几乎所有类型疾病的诊断或治疗。尽管单个基因突变直接导致疾病的情况罕见，但基因变异使我们每个人对几乎所有的疾病都有或多或少的易感性。[78]正如我们所看到的，微生物组的组成已经与许多疾病有关，虽然关于外泌体和循环血液DNA我们知道得不多，但它们也可能在不同的健康和疾病状态下发生变化。

科学家们还提出了许多其他更大胆地监测健康和检测疾病的

---

① 定植是微生物在一定环境（如肠道）中长期存活并繁殖的过程。——编者注

想法，比如分析我们的呼吸或掌心的汗水，通过收集人们手机的浏览信息来显示出用户的抑郁倾向的应用程序。[79]任何一种新方法应用于医疗保健的可靠程度，都有待于在适当的对照试验中进行测试，因为人们的身体和行为是如此的不同。如此一来，一个或许有用的方法是通过一段时间收集足够的个人数据，以建立正常身体功能的基线水平，如果基线水平发生变化，便可立即采取行动。[80]大大小小的公司都在追求这一目标，各种预测性医学的蓬勃发展就在眼前。

同时，一幅总体的景象正在浮现。我们每个人都是独一无二的，集合了由我们的基因和成长环境，以及我们吃什么、什么时候吃、睡多少觉、做多少运动或承受多少压力、我们接触的污染物、花粉和细菌，以及无数其他影响所产生的特征。除了所有这些独特的个性，也存在着一套有限的重复出现的模式，能够表明疾病并为疾病的治疗提供一套新的机制。例如，对于癌症的思考，我们往往习惯于一份简单的该做和不该做的事情清单，例如：不要吸烟、要使用防晒霜、多吃或少吃某种食物，等等。但除此之外，我们越来越需要以一种不同的方式——从发生的概率——来思考癌症和其他疾病。实际上，所有这些分析人体的新方法，将使越来越多的人获得安吉丽娜·朱莉所依据的那种类型的信息：我们个人的患病风险水平。

通过对我们自身日益深入的了解，我们可能拥有了一种自由感和力量感。然而，概率是很难评估的。朱莉的经历呈现出了我们所有人都将面临的场景：越来越多的个人生物信息使我们面临着许多艰难的决定。如果发现某种迹象表明你在未来20年内会有20%的概率患上癌症或其他疾病，这对你意味着什么？如果概率是25%，会有什么不同吗？如果时间是5年内而不是20年内呢？当你知道预防性药物或预防性手术有其自身的风险时，你会从哪一刻起决定采用它们？知晓了这些信息，你会觉得自己是受害者吗？你的自我认同会受到影响吗？

下面这个故事促使我写了这本书。鲁比（Ruby）在一家服装店结账的时候，她接到了一个电话。她听出了电话里女人的声音是自己以前见过的一位遗传咨询师的，鲁比问对方是否可以5分钟后再打过来。鲁比付了买衣服的钱，走到自己的车前，独自等待着。刚刚在电话里，这位咨询师的语气暗示了将要发生的事情。

大约10分钟后，咨询师回电了，说鲁比的基因测试结果表明她确实携带着他们一直在寻找的基因突变。鲁比从父亲那里继承了一个有问题的基因，这个基因让鲁比的父亲在36岁时死于影响其心脏的结缔组织疾病。这似乎不是接收这种消息的恰当时机，但是，话说回来，不这样的话，又能怎么样呢？鲁比依稀记得，当时咨询师说她会给自己介绍其他专家，并建议她应该考虑是否让自己的孩子也接受测试。这通电话持续了不到5分钟的时间。咨询师问鲁比是否有任何问题，但鲁比想不出有什么可说的。于是鲁比结束了通话，又给自己丈夫打电话，然后哭了起来。让她难过的事情主要是想到自己的孩子也要承担这种风险。

在接下来的几个星期里，鲁比在网上搜索信息、阅读论文，并试图多了解一些罕见的遗传疾病的内容。她搜不到太多信息，而且她自己也不是科学家，即使找到了一些信息，也很难分辨哪些信息是可靠的。鲁比了解到，这种特殊基因的突变与结缔组织问题之间的相关性是近期才被发现的。此前几年，这种疾病可能还不存在，至少算是一种没有被命名的疾病。

随着时间的推移，一些细节出现了。从来没有人在其他人身上看到过鲁比家族的特殊突变。因此，这意味着很难知道该如何理解她的情况。她心脏问题的风险肯定会增加，但没有人说得准风险有多大。鲁比知道安吉丽娜·朱莉的经历。但自己的情况不同。朱莉被告知她患乳腺癌的概率非常高，而鲁比的情况则不太明了。

从停车场接到咨询师的电话开始，鲁比花了6个多月的时间才得到其他医疗专家的诊治。她首先去看了一位心脏病专家，随后很快又看了一系列其他的专家，因为每一次预约似乎都会引发其他连锁反应。结果是鲁比将定期进行身体扫描，她开始服用药物来降低血压，她被告知在她的余生都要采取这种预防措施。她还被告知不要做任何会让身体突然摇晃的事情，但在现实中，如何界定这一点成为她的另一个烦恼。例如，她是否还能继续打篮球？网上有各种意见，但她必须自己做出决定。其他的一些小事情也可能产生很大的影响。她一直很喜欢出国度假，但现在她很难买到旅行保险，因为保险公司不知道如何对她的身体情况进行归类。

鲁比亲口给我讲了她的故事。归根结底，她面临的困难是，在科学的边缘，有太多的不确定性。鲁比认为，能被告知自己的基因遗传问题肯定是好事，拿她自己来说，她可以做一些事情来降低健康问题的风险。但她花了很长时间才明白，她实际上并没有生病。她只是有患病的风险。事实上，这并没有实际改变什么。区别只在于她意识到了未来的一种可能性。然而，一旦你知道了这样的事情，生活可能就和从前不一样了。

科学的一个终极目标是防止疾病。特别是要防患于未然。对于某些疾病来说，通过疫苗、清洁饮水和改善卫生设施，这一点已经实现了。现在，随着人体运作方式背后的模式和代码被揭开，实现这一目标的新方法正在出现。我们必须抓住这一新的机遇，但在实践中，我们还需要应对各种挑战和意外的后果。

　　我曾听人说过，你不可能写出一本书，除非那是一本非写不可的书。这本书对我而言非写不可，原因（尤其是鲁比的经历）是我们每个人在某种程度上都容易受到各种疾病的影响。因此，随着科学的进步，我们对自己的了解越来越多，有一天我们肯定都会遇到和鲁比类似的情况。我们会被各种估计和概率所笼罩，它们与我们的思想和身份进行博弈，并要求我们根据自己的健康情况对生活方式做出艰难的决定。我写这本书并不是因为我对如何处理这个问题有了答案，只是因为了解了这些背景知识可能会对人们有所帮助。

　　所有这些——身体的秘密——对我们的生活意味着什么，仍然没有定论。我们被淹没在数据中，这些数据表明我们每个人都不是最优的。或者说，我们每个人都很特别。这取决于你如何看待它。人体不仅有基因、细胞、微生物组或大脑等，人体还是所有这一切的组合。人体也超越了所有这一切。本书想要呈现给大家的是：我们的身体很重要，但它并不是唯一重要的事物。我们如何看待自己和他人——我们生活的故事，以及我们生活的哲学——同样至关重要。本书最大的期望，便是能够为读者理解问题提供一些新的视角。

结语

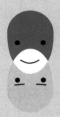

"现在，"那声音说，"……我还是想象出来的吗？"

——英国作家赫伯特·乔治·威尔斯（H. G. Wells），

《隐身人》（ *The Invisible Man* ）（1897）

现在，试管婴儿并非罕事，器官移植也已经司空见惯，英国的癌症患者存活率近年来大约翻了一番——但所有的这些成就对于即将到来的新事物来说都不算什么。人类生物学正在以前所未有的速度突飞猛进。现在定义、筛查和控制健康的全新方式，关于细胞、细菌、饮食和人类大脑的全新概念等，已经初现端倪。我们不是靠着调整零星的一些细节，就从过去几十年轻松地漫步进入未来几十年。在人类生物学的几乎每一个方面，我们都处在一个革命性时代的边缘。

我们不可能预测今天人类生物学的新进展将如何影响我们100年或1000年后的生活。旅程才刚刚开始，我们没有"地图"，不知道接下来要去向何方。但是，通过汇集这六大人类生物学前沿领域的研究结果，我们希望能够看清楚一点：这场科学革命将以一种与以往截然不同的方式影响我们。

尽管农业、工业和数字革命都影响了我们的环境和社会，但新的人类生物学在身体和精神上都赋予了我们每个人新的力量，每个人都需要自己决定是否以及何时使用这些力量。例如，在不久的将来，人们可以通过算法分析粪便和血液成分来提供营养建议，人们将不得不决定是否接受这些建议。人体的细胞特别是免疫系统可以被仔细地检查，结果将显示我们可能容易患上某种特定的疾病。然后人们需要决定是否要采取各种预防措施。比这更进一步的是，人们将因为了解到了自身处于某种新发现的健康风险之中，而产生自我意识的变化。

很快，我们会拥有提高自己认知能力的机会，因为我们知道其他人也会这样做。这将对我们产生巨大的影响——贯穿我们的一生——而我们每个人都将不得不直接与科学打交道，这样我们才能驾驭好它们。

然而，即使是现在，在鱼龙混杂的信息中，人们很难分辨什么是正确理解科学的信息。由于不知道该相信谁，也可能因为对科学推测的权威性有所怀疑，父母可能会拒绝接受让孩子接种疫苗的建议。图表和数据虽然有助于说明问题，但也需要人们对科学原理有更深的理解。对科学概念的广泛讨论——尤其是关于人体的新科学——对于社会和我们每个人来说，从未像现在这样重要。

人们常常认为科学赋予人们精确性和准确性，当然在很多方面确实如此，否则我们就不会有汽车或智能手机。但是，我们对人体的研究越深入，就越发现自己并不是那么精确。人体从根本上说是动态的，每个人都与其他人有关联。科学对于理解和承认这种人类多样性至关重要。事实越来越清楚地表明，人类多样性甚至比我们所意识到的更庞大、更深刻。

然而，在科学推动人类进入新时代时，我们必须注意尽量避免这些知识及其应用带来的弊端。虽然本书中提到了很多前沿科技，但我仍然不时会想到世界上大部分地区仍然缺乏基本的卫生设施。虽然我们的许多研究将为人类疾病带来新药物和治疗方法，但我们绝不能忽视全球范围内医疗资源分布不均的问题。科学是对更多事物的不懈追求，但它决不能只为少数人服务。

一开始我提到了，关于达·芬奇的画作《蒙娜丽莎》，有很多可以思考的方法。然而，悬挂在巴黎卢浮宫博物馆的真品却小得令人惊讶。关于它的所有争议都不过是在一个77厘米×53厘米的小小的长方形画框里。我们每个人都非常渺小——就像是深不可测的浩瀚宇宙中的一粒尘埃——然而，每个人都有一种难以完全被了解的浩大。对于身体秘密的探索，可能是我们进行过的最好、最动人、最重要的冒险。

致谢

特别感谢在本书写作过程中，我有幸采访过的每一个人，他们是埃里克·贝齐格、摩什·比顿、保罗·布雷姆（Paul Brehm）、阿里·布里瓦卢、马丁·查尔菲、马修·科布、希娜·克鲁克尚克（Sheena Cruickshank）、伊兰·埃利纳夫、保拉·加菲尔德、杰罗姆·德·格鲁特（Jerome de Groot）、穆兹利法·哈尼法、莱昂诺尔·赫尔森伯格（Leonore Herzenberg）、莱诺伊·胡德、苏珊·金伯（Susan Kimber）、杰克·克瑞德勒（Jack Kreindler）、杰夫·利奇特曼、珍妮弗·利平科特-施瓦茨、伊丽莎白·曼（Elizabeth Mann）、阿什莉·莫菲特（Ashley Moffett）、沃纳·穆勒（Werner Müller）、保罗·诺曼（Paul Norman）、卢克·奥尼尔（Luke O'Neill）、乔丹·奥兰治（Jordan Orange）、贝雷尼卡·普鲁萨（Berenika Plusa）、乔恩·普莱斯（Jon Price）、阿维夫·雷格夫、安德鲁·沙基（Andrew Sharkey）、下村幸子、伊丽莎白·辛普森（Elizabeth Simpson）、克里斯托夫·维尔芬（Christoph Wülfng）、玛格达莱纳·泽尼卡-戈茨。

感谢在具体问题的解决上给予我帮助的人，他们是默里·布坎南（Murray Buchanan）、乔治·丘奇、迈克尔·达斯汀

189

（Michael Dustin）、约翰·哈默（John Hammer）、加雷思·豪厄尔（Gareth Howell）、康拉德·克泽夫斯基、凯瑟琳·诺兰（Kathleen Nolan）、塞斯·斯坎伦（Seth Scanlon）、圣地亚哥·泽莱内（Santiago Zelenay）。感谢审阅本书部分或全文初稿的人，他们是朱迪思·艾伦（Judith Allen）、摩什·比顿、大卫·布鲁（David Brough）、马修·科布、安德鲁·多伊格（Andrew Doig）、伊兰·埃利纳夫、霍多尔·哈齐姆（Khodor Hazime）、马修·赫沃斯（Matthew Hepworth）、加雷斯·豪厄尔、维基·梅尔（Viki Male）、詹姆斯·尼科尔斯（James Nicholls）、卡米尔·雷（Camille Rey）、卡罗琳娜·图梅拉（Karoliina Tuomela）、乔纳森·沃博伊斯（Jonathan Worboys）。感谢匿名的审读人员，谢谢他们提出的有益意见。毋庸置疑，若本书中仍有纰漏或不妥，都是我自己的责任。感谢我的研究团队的所有成员，谢谢他们多年来一直在启迪着我。

英国鲍利海出版社的编辑威尔·哈蒙德（Will Hammond）给了我极大的支持，他对本书的整体和细节都厥功至伟。非常感谢我的出版经纪人卡罗琳·哈德曼（Caroline Hardman），我所著的三本书得到了她方方面面的帮助。感谢普林斯顿大学出版社的艾莉森·卡莱特（Alison Kalett）为我提供的重要反馈和意见，以及克里斯蒂·亨利（Christie Henry）对本书自始至终的支持。感谢格雷厄姆·科斯特（Graham Coster）对文本进行了编辑，并设法解决了本书长长的尾注问题。感谢鲍利海出版社的劳伦·霍华德（Lauren Howard）和米娅·奎贝尔–史密斯（Mia Quibell–Smith）在本书制作和发行的最后阶段提供的巨大帮助。

最后，我要感谢我的父母，杰拉尔德（Gerald）和玛丽莲（Marilyn），以及我所有的家人，感谢他们长久的支持。最重要的是，我要感谢我的妻子凯蒂（Katie），以及我们的孩子布里奥尼（Briony）和杰克（Jack），感谢他们一路的陪伴。

第一章　超分辨率细胞

1. 真正的显微镜是何时或如何发明的并不确切。很难确定谁是第一个发明显微镜的人——至少有四位荷兰仪器制造商享有这项殊荣——原因是一旦一个想法被公之于众，就会被迅速复制。此外，在真正的显微镜被发明出来之前，早就已经有了视觉上放大物体的工具。例如，在古希腊和其他地方，人们发现，使用装满水的球体可以观察小物体。自那以来，人们就喜欢使用具有放大功能的工具。有关这方面的更多细节，请参见巴德尔（Bardell，D.）的一篇文章《生物学家论坛：显微镜的发明》（*The Biologists' Forum: the Invention of the Microscope*）。

2. 塞缪尔·佩皮斯1660年到1669年所写的日记，被广泛认为是对当时伦敦日常生活的重要观察。他在1665年1月21日的日记中写道："我在房间里熬夜阅读胡克的《显微图谱》，到凌晨2点才去睡觉，这是我一生中读过的最精妙的书。"

3. 胡克特意将他的显微镜观察与日常生活联系起来。例如，他展示了一只趴在人的头发上的虱子，而不是展示一只单独的虱子。

4. 1677年，列文虎克致信皇家学会，描述了他的发现。当时，他并不认为精子与遗传有关，而是以为它们是某种动物或寄生虫。后来，他承认精子对繁衍后代至关重要，但他错误地认为精子包含完整的胚胎。直到19世纪40年代细胞理论被提出后，才开始出现了关于精子和卵子的现代观点。这在科布（Cobb M.）的《卵子和精子的竞赛》（*The Egg and Sperm Race*）中有详细讨论。

5. Lauterbach, M. A., "Finding, defining and breaking the diffraction barrier

in microscopy–a historical perspective", *Optical Nanoscopy* 1, (2012), 8.

6. 阿贝在1873年发表的著名论文因明确指出显微镜的分辨率受制于光的波长而闻名于世。然而，许多其他科学家也为我们理解显微镜有一个基本限制做出了贡献。1874年，德国医生、科学家赫尔曼·冯·亥姆霍兹（Hermann von Helmholtz）发表了一份详细的数学分析报告，得出了与阿贝相同的结论。亥姆霍兹表示，他在知道阿贝的成果之前就完成了他的分析。

7. 电子显微镜的原理与普通光学显微镜相似，只是电子束取代了光。由于电子的波长比光的波长短得多，因此在电子显微镜中可以实现更高的分辨率。电磁线圈或螺线管取代玻璃透镜来引导电子束，然后用光电倍增管进行检测。

8. Chang, K., "Osamu Shimomura, 90, Dies; Won Nobel for Finding a Glowing Protein", *New York Times*, 24 October 2018.

9. Shimomura, O., "The discovery of aequorin and green fluorescent protein", *Journal of Microscopy and Ultrastructure* 217 (2005), pp. 1–15.

10. Interview with Sachi Shimomura, 18 February 2019.

11. Davenport, D. and Nicol, J. A. C., "Luminescence in Hydromedusae", *Proceedings of the Royal Society of London*, Series B – Biological Sciences 144 (1955), pp. 399–411.

12. Olson, E. R., Martin, J. G., Anich, P. S. and Kohler, A. M., "Ultraviolet fluorescence discovered in New World flying squirrels (Glaucomys)", *Journal of Mammalogy*, gyy177 (2019), https://doi.org/110.1093/jmammal/gyy1177.

13. Interview with Paul Brehm, 28 January 2019.

14. Email correspondence with Sachi Shimomura, 21 February 2019.

15. Shimomura, O., Shimomura, S. and Brinegar, J. H., *Luminous Pursuit: Jellyfish, GFP, and the Unforeseen Path to the Nobel Prize* (World Scientific, Hackensack, New Jersey, 2017).

16. Ibid.

17. Interview with Sachi Shimomura, op. cit.

18. *The Secret Body.*

19. 其他科学家也参与了绿色荧光蛋白的分离和绿色荧光蛋白作为工具的开发。例如，哈佛大学的詹姆斯·莫林（James Morin）和约翰·伍迪·黑斯廷斯（John Woody Hastings）研究了许多发光的生物体和蛋白质，绿色荧光蛋白这个名字是他们在以下这篇论文中首创的。Morin, J. G. and Hastings, J. W., "Energy transfer in a bioluminescent system", *Journal of Cellular Physiology* 77 (1971), pp. 313–18.

20. 演讲者是当时在塔夫茨大学的神经生物学家保罗·布雷姆。布雷姆在分离和研究绿色荧光蛋白的先驱之一詹姆斯·莫林的指导下进行了他的博士研究，研究海洋生物的发光问题。在纽约州立大学时，布雷姆还曾与下村修合作研究发光的阳燧足海星（一种与海星密切相关的动物）。

21. 即秀丽隐杆线虫（C. elegans）。查尔菲曾作为博士后与第一个研究这种线虫的神经生物学家悉尼·布伦纳一起工作。查尔菲想了解这些小虫子被触摸时的反应，并认为也许绿色荧光蛋白可以显示动物体内的触摸敏感基因被开启的位置。

22. Martin Chalfie, Nobel Lecture, 2008. Martin Chalfie delivered his Nobel Lecture on 8 December 2008, at Aula Magna, Stockholm University. Available online at: https://www.nobelprize.org/prizes/chemistry/2008/chalfie/lecture/.

23. Prasher, D. C., Eckenrode, V. K., Ward, W. W., Prendergast, F. G. and Cormier, M. J., "Primary structure of the Aequorea victoria green-fluorescent protein", *Gene* 111 (1992), pp. 229–33.

24. 在查尔菲的实验室里，最先是由研究生吉娅·奥伊斯基兴和实验室技术员Yuan Tu分别在细菌和线虫中表达了绿色荧光蛋白基因，使它们发出绿色的荧光。

25. Chalfie, M., Tu, Y. and Prasher, D. C., "Glow Worms – A New Method of Looking at *C. elegans* Gene Expression", *Worm Breeder's Gazette* 13 (1993), p. 19.

26. Chalfie, M., Tu, Y., Euskirchen, G., Ward, W. W. and Prasher, D. C., "Green fluorescent protein as a marker for gene expression", *Science* 263 (1994), pp. 802–5.

27. Interview with Martin Chalfie, 21 January 2019.

28. 1994年查尔菲和普拉舍发表了知名论文后不久，美国斯克里普斯海洋研究所的弗雷德里克·津吉（Frederick Tsuji）也发表了关于绿色荧光蛋白可以在细菌中表达的文章。

29. Bhattacharjee, Y., "How bad luck and bad networking cost douglas prasher a nobel prize", *Discover*, April 2011.

30. Chang, K., "Man who set stage for a nobel now lives a life outside science", *New York Times*, 16 October 2008.

31. Email correspondence with Martin Chalfie, 26 January 2019.

32. Zimmer, M., *Illuminating Disease: An Introduction to Green Fluorescent Proteins* (Oxford University Press, 2015).

33. Sherwell, P., "The scientist, the jellyfish protein and the Nobel Prize that got away", *Telegraph*, 11 October 2008.

34. Chang, "Osamu Shimomura, 90, Dies …", *op. cit.*

35. Interview with Eric Betzig, 6 February 2019.

36. 事实上，就像许多科学故事一样，激光的发明是异常复杂的，详见尼克·泰勒（Nick Taylor）的《激光：发明者、诺贝尔奖获得者和三十年专利战争》（*The Inventor, the Nobel Laureate, and the Thirty-year Patent War*）。1964年的诺贝尔物理学奖因激光的发明及相关工作而颁发给了查尔斯·汤斯（Charles Townes）、尼古拉·巴索夫（Nicolay Basov）和亚历山大·普罗霍罗夫（Aleksandr Prokhorov）。但其他人，包括西奥多·迈曼（Theodore Maiman）和戈登·古尔德（Gordon Gould），也通常被认为是激光的发明者。关于激光发明专利的争夺持续了大约三十年，使激光成为有史以来法律上争议最大的科学发明之一。

37. Betzig, E., "Proposed method for molecular optical imaging", *Optics Letters* 20 (1995), pp. 237–9.

38. Eric Betzig, Nobel Lecture, 2014. Eric Betzig delivered his Nobel Lecture on 8 December 2014, at Aula Magna, Stockholm University. Available online at: https://www.nobelprize.org/prizes/chemistry/2014/betzig/lecture/.

39. Ibid.

40. Ibid.

41. Email correspondence with Eric Betzig, 6 February 2019.

42. Interview with Eric Betzig, 6 February 2019.

43. 埃里克·贝齐格在诺贝尔奖获奖演说中展示了他们在赫斯的客厅里制作的显微镜的照片。

44. Patterson, G. H. and Lippincott-Schwartz, J. A., "Photoactivatable GFP for selective photolabeling of proteins and cells", *Science* 297 (2002), pp. 1873–7.

45. 正如贝齐格欣然承认的那样，在他之前已经有人开发了打破阿贝定律的仪器。例如，埃里克·阿什（Eric Ash）开发了扫描近场显微镜，其分辨率远远低于阿贝定律的限制。这种显微镜的原始理论由爱尔兰科学家爱德华·辛格（Edward Synge）在1928年发表。几十年后，在1972年，阿什用3厘米的微波证明了这个概念［Ash, E. A. and Nicholls, G., "Super-resolution aperture scanning microscope", *Nature* 237 (1972), pp. 510–2.］贝齐格和其他人在阿什的研究基础上开发了这种方法，至今仍被广泛使用。然而，至关重要的是，这种显微镜只能在特别浅的深度研究样品，例如，只能探测细胞的最表层。贝齐格对这种技术感到失望，同时感觉在贝尔实验室里，基础科学越来越不受重视，于是他暂时放弃了科学研究。

46. 乔治·帕特森在珍妮弗·利平科特-施瓦茨的实验室工作，创造了可用光激活的绿色荧光蛋白。这样做的目的是研究蛋白质在细胞内不同隔间的运动。他意识到，如果能在细胞的一个隔间里让绿色荧光蛋白发出绿光，那么就能跟踪该蛋白质在细胞内的其他位置。在认识贝齐格之前，他们并没有意识到这种版本的绿色荧光蛋白也可以实现超分辨率显微镜。

47. Interview with Jennifer Lippincott-Schwartz, 5 March 2019.

48. Ibid.

49. Betzig, E. et al., "Imaging intracellular fluorescent proteins at nanometer resolution", *Science* 313 (2006), pp. 1642–5.

50. Betzig, Nobel Lecture, 2014, *op. cit.*

51. Rust, M. J., Bates, M. and Zhuang, X., "Sub-diffraction-limit im - aging by stochastic optical reconstruction microscopy (STORM)", *Nature Methods* 3 (2006), pp. 793–5.

52. 庄小威的正式论文首先发表于2006年8月9日，而贝齐格和赫斯的论文则在一天后才发表。2006年4月，贝齐格和赫斯在美国国立卫生研究院的一次会议上首次介绍了他们的发现，但同行评审过程花了一些时间，其中一位评审员要求他们将新的显微镜图像与相同样品的电子显微镜成像具体联系起来，这在技术上是非常具有挑战性的。庄小威的完整介绍见下文：维尔切克（Vilcek，J.），奈尔（Nair，P.），《美国国家科学院院报》（*Proceedings of the National Academy of Science of the USA*），117（2020），第9660–9664页。

53. Hess, S. T., Girirajan, T. P. and Mason, M. D., "Ultra-high resolution imaging by fluorescence photoactivation localization microscopy", *Biophysical Journal* 91 (2006), pp. 4258–72.

54. Stefan W. Hell – Biographical. NobelPrize.org. Nobel Media AB 2014. Available at https://www.nobelprize.org/prizes/chemistry/2014/hell/biographical/.

55. 斯蒂芬·赫尔实现著名的突破最重要的一步是开发了后来被称为4Pi的显微镜。1994年，他在与恩斯特·斯泰尔泽（Ernst Stelzer）合作时成功展示了这一显微镜。这种显微镜在样品的两侧各使用一个物镜，提高了显微镜的轴向分辨率。

56. 制作管状激光束的方法有很多。在实践中，往往用激光穿过一个特殊的玻璃板。这种方法的细节很复杂。事实上，关于测试哪种方法对超分辨率显微镜最有效有很多研究论文。

57. 你可能思考过这个问题的重要细节。根据阿贝定律，再完美的光环也会变得模糊不清。这固然是真的，但在实践中，环形激光的强度（和其他因素）可以被调整，使几乎所有的分子在第一道激光击中位置的外缘被关闭。也有几种方法可以改进这项技术。一种常见的方法被称为受激发射损耗显微术。在这种方法中，光在短暂的延迟后被收集，这有助于确保外边缘的分子有时间变暗。

58. Hell, S. W. and Wichmann, J., "Breaking the diffraction resolution limit by stimulated emission: stimulated-emission-depletion fluorescence microscopy", *Optical Letters* 19 (1994), pp. 780–2.

59. Klar, T. A., Jakobs, S., Dyba, M., Egner, A. and Hell, S. W., "Fluorescence microscopy with diffraction resolution barrier broken by stimulated emission", *Proceedings of the National Academy of Sciences of the USA* 97 (2000), pp. 8206–10.

60. Lippincott-Schwartz, J., "Profile of Eric Betzig, Stefan Hell, and W. E. Moerner, 2014 Nobel Laureates in Chemistry", *Proceedings of the National Academy of Sciences of the USA* 112 (2015), pp. 2630–2.

61. Dickson, R. M., Cubitt, A. B., Tsien, R. Y. and Moerner, W. E., "On/off blinking and switching behaviour of single molecules of green fluorescent protein", *Nature* 388 (1997), pp. 355–8.

62. 另一种超分辨率技术——虽然没有直接得到诺贝尔奖的认可，但仍被广泛使用——用超细光线照射样品，并多次改变光线的位置和方向，从而使计算机能够计算出发射的光中包含的高分辨率信息。这种称为结构光照明显微镜（SIM）的方法战胜了阿贝定律，但与贝齐格、赫尔和他们的同事所开发的技术相比，这种方法的突破程度较小。然而，结构光照明显微镜的一个优点是速度快，而且很适合活细胞的长期成像。马茨·古斯塔夫松（Mats Gustafsson）发明了结构光照明显微镜，但不幸的是他在2011年死于脑癌，年仅51岁。在发表于《自然方法》（*Nature Methods*）的一篇悼念文章中，贝齐格说："古斯塔夫松没有很多论文，但他的每篇论文都是该方法的'圣经'。"

63. Betzig, Nobel Lecture, 2014, op. cit.

64. Interview with Eric Betzig, 6 February 2019.

65. Dreifus, C., "Life Over the Microscope", *New York Times*, 1 September 2015.

66. The words here reflect what he said in his talk on the day, which differs very slightly from the official transcript of his lecture. The lecture is available here: https://www.nobelprize.org/prizes/chemistry/2014/betzig/lecture/.

67. 白细胞异常色素减退综合征病人的免疫系统还存在其他问题，包括他们的巨噬细胞不能有效地消灭细菌。

68. Gil-Krzewska, A. *et al*., "An actin cytoskeletal barrier inhibits lytic granule release from natural killer cells in patients with ChediakHigashi syndrome", *Journal of Allergy and Clinical Immunology* 142 (2018), pp. 914–27.

69. Brynner, R. and Stephens, T., *Dark Remedy*: *The Impact of Thalidomide and its Rival as a Vital Medicine* (Basic Books, 2001).

70. Lagrue, K., Carisey, A., Morgan, D. J., Chopra, R. and Davis, D. M., "Lenalidomide augments actin remodeling and lowers NK-cell activation thresholds", *Blood* 126 (2015), pp. 50–60.

71. 虽然我强调了这个特殊的故事，但我非常感谢迄今为止在我的实验室工作的博士和博士后。在每周的实验室会议上，各种想法的交流让我们每个人都能以不同的方式受到他人的影响。

72. Interview with Lippincott-Schwartz, *op. cit.*

73. Hirschberg, K. *et al.*, "Kinetic analysis of secretory protein traffic and characterisation of golgi to plasma membrane transport intermediates in living cells", *Journal of Cellular Biology* 143 (1998), pp. 1485–1503.

74. "The Microscopists interviews Jennifer Lippincott-Schwartz" (Howard Hughes Medical Institute), an interview conducted by Peter O'Toole, 27 August 2020, available online here: https://youtu.be/XiofXaNnMZQ.

75. Nixon-Abell, J. *et al.*, "Increased spatiotemporal resolution reveals highly dynamic dense tubular matrices in the peripheral ER", *Science* 354 (2016), aaf3928.

76. Xu, K., Zhong, G. and Zhuang, X., "Actin, spectrin, and associated proteins form a periodic cytoskeletal structure in axons", *Science* 339 (2013), pp. 452–6.

77. 2018年11月5日，在美国加州大学伯克利分校的科学突破奖座谈会上，有人直接问庄小威，为什么以前没有人使用电子显微镜观察到这些结构。庄小威回答说，她认为是因为用于帮助染色的洗涤剂会破坏构成环的蛋白质的结构。讲座网址：https://www.youtube.com/watch?v=KmIaUQa-QyQ。

78. Sigal, Y. M., Zhou, R. and Zhuang, X., "Visualising and discovering cellular structures with super-resolution microscopy", *Science* 361 (2018), pp. 880–7.

79. 这一发现得到了丰厚的回报：2019年，庄小威"因为通过开发超分辨率成像技术来发现细胞中的隐藏结构"，获得了生命科学突破奖，奖金为300万美元。

80. Harding, C. V., Heuser, J. E. and Stahl, P. D., "Exosomes: looking back three decades and into the future", *Journal of Cell Biology* 200 (2013),

pp. 367–71.

81. Raposo, G. *et al*., "B lymphocytes secrete antigen-presenting ves -icles", *Journal of Experimental Medicine* 183 (1996), pp. 1161–72.

82. Valadi, H. *et al*., "Exosome-mediated transfer of mRNAs and microRNAs is a novel mechanism of genetic exchange between cells", *Nature Cell Biology* 9 (2007), pp. 654–9.

83. Davis, D. M., "Intercellular transfer of cell-surface proteins is common and can affect many stages of an immune response", *Nature Reviews Immunology* 7 (2007), pp. 238–43.

84. van Herwijnen, M. J. *et al*., "Comprehensive Proteomic Analysis of Human Milk-derived Extracellular Vesicles Unveils a Novel Functional Proteome Distinct from Other Milk Components", *Molecular and Cellular Proteomics* 15 (2016), pp. 3412–23.

85. Boulanger, C. M., Loyer, X., Rautou, P. E. and Amabile, N., "Extracellular vesicles in coronary artery disease", *Nature Reviews Cardiology* 14 (2017), pp. 259–72.

86. Hoshino, A. *et al*., "Tumour exosome integrins determine organotropic metastasis", *Nature* 527 (2015), pp. 329–35.

第二章　人类的起点

1. Knight, K., "Does my son prove babies with gene defects can cure themselves in the womb?" *Daily Mail*, 7 April 2016.

2. Interview with Magdalena Zernicka-Goetz, 11 April 2019.

3. Vogel, G., "Pushing the limit", *Science* 354 (2016), pp. 404–7.

4. 2019年4月在泽尼卡–戈茨和我的谈话中，她回忆说，塔科夫斯基并没有招收博士生。他只是让研究生在他的实验室里进行研究。泽尼卡–戈茨的任务是尝试用两种不同的啮齿动物——小鼠和河岸田鼠，或者小鼠和大鼠——的细胞制作一个胚胎，这从来没有成功过。她发现胚胎细胞的细胞核无法在来自不同物种的胚胎细胞的细胞质中存活。当泽尼卡–戈茨因为摔断手臂，有一段时间无法进行实验时，她问塔科夫斯基，自己是否可以把研究结果写成博士论文，塔科夫斯基同意了。

5. Evans, M. J. and Kaufman, M. H., "Establishment in culture of pluripotential cells from mouse embryos", *Nature* 292 (1981), pp. 154–6.

6. 1981年12月，美国加州大学旧金山分校的盖尔·马丁（Gail Martin）也发表了一种分离和培育胚胎干细胞的方法。

7. 埃文斯继续证明了胚胎干细胞可以进行基因改造。他还证明了经过修改的细胞可以被重新引入小鼠胚胎，导致动物出生时具有新的遗传物质。因为这一关键研究，埃文斯在2007年获得了诺贝尔生理学或医学奖。

8. Martin Evans, Nobel Lecture, 2007. Sir Martin J. Evans delivered his Nobel Lecture on 7 December 2007 at Karolinska Institutet in Stockholm. Available online at: https://www.nobelprize.org/*prizes*/medicine/2007/evans/lecture/.

9. 这些胚胎在植入小鼠子宫后健康发育，这表明绿光水母蛋白并没有干扰正常的发育。

10. Zernicka-Goetz, M. *et al.*, "Following cell fate in the living mouse embryo", *Development* 124 (1997), pp. 1133–7.

11. Piotrowska-Nitsche, K. and Zernicka-Goetz, M., "Spatial arrangement of individual 4-cell stage blastomeres and the order in which they are generated correlate with blastocyst pattern in the mouse embryo", *Mechanisms of Development* 122 (2005), pp. 487–500.

12. Tarkowski, A. K., "Experiments on the development of isolated blastomers of mouse eggs", *Nature* 184 (1959), pp. 1286–7.

13. Vogel, G., "Embryology. Embryologists polarized over early cell fate determination", *Science* 308 (2005), pp. 782–3.

14. Zernicka-Goetz, M., "Cleavage pattern and emerging asymmetry of the mouse embryo", *Nature Reviews Molecular Cell Biology* 6 (2005), pp. 919–28.

15. Magdalena Zernicka-Goetz talking at the 2016 Childx Symposium, on paediatric and maternal health, held at Stanford University. Her talk is online here: https://www.youtube.com/watch?v=7cZhuXTvfis.

16. Ibid.

17. Zhang, H. T. and Hiiragi, T., "Symmetry Breaking in the Mam -malian Embryo", *Annual Review of Cell and Developmental Biology* 34 (2018), pp. 405–26.

18. This was proven by Zernicka-Goetz and other labs, by showing that a specific profile of gene activity had been switched on in each cell. Two papers published together reported these results: White, M. D. *et al.*, "Long-Lived Binding of Sox2 to DNA Predicts Cell Fate in the Four-Cell Mouse Embryo", *Cell* 165 (2016), pp. 75–87, and Goolam, M., et al., "Heterogeneity in Oct4 and Sox2 Targets Biases Cell Fate in 4-Cell Mouse Embryos", ibid, pp. 61–74.

19. 2017年5月29日星期一，马格达莱纳·泽尼卡–戈茨在英国海伊文化节上发表了题为"生命的起点——科学应该走多远？"（*The Start of Life—How far should science go?*）的演讲（由我主持），其中就回顾了这一点。

20. 泽尼卡–戈茨的实验室团队创造了含有异常细胞的胚胎，方法如下：先使用一种药物来产生完全有缺陷的胚胎；然后，将从这些胚胎中分离出来的异常细胞与健康胚胎的其他细胞结合起来，创造出镶嵌型发育的胚胎。

21. Bolton, H. *et al.*, "Mouse model of chromosome mosaicism reveals

lineage-specific depletion of aneuploid cells and normal developmental potential", *Nature Communications* 7 (2016), 11165.

22. Loke, Y. W., *Life's Vital Link*: *The Astonishing Role of the Placenta* (Oxford University Press, 2013).

23. Vestre, K., *The Making of You: A Journey from Cell to Human* (Profile Books, Wellcome Collection, 2019).

24. Yutkey, K. E. and Kirby, M. L., "Wherefore heart thou? Embryonic origins of cardiogenic mesoderm", *Developmental Dynamics* 223 (2002), pp. 307–20.

25. Yamaguchi, Y. and Yamada, S., "The Kyoto Collection of Human Embryos and Fetuses: History and Recent Advancements in Modern Methods", *Cells Tissues Organs* 205 (2018), pp. 314–19.

26. Leeton, J., "The early history of IVF in Australia and its contribution to the world (1970–1990)", *Australian and New Zealand Journal of Obstetrics and Gynaecology* 44 (2004), pp. 495–501.

27. Edwards, R. and Steptoe, P., *A Matter of Life*: *The Story of a Medical Breakthrough* (Hutchinson, 1980).

28. Ibid.

29. A blog piece for the Science Museum, London by Connie Orbach, published on 9 July 2018, "Jean Purdy, The Forgotten IVF Pioneer", is available online here: https://blog.sciencemuseum.org.uk/jean-purdy-the-forgotten-ivf-pioneer/.

30. Brown, L., *My Life as the World's First Test-tube Baby* (Bristol Books CIC, Bristol, 2015).

31. 这一巨大的成就建立在无数年的努力之上。例如，1969年报道的第一步——人类卵子与人类精子在实验室培养皿中受精——已经是一个不容易的壮举。这一步需要从卵巢活检中获得人类卵子，然后找到激活或"赋能"精子的条件，事实证明这需要一个温和的碱性环境。［Edwards,R.G.,Bavister,B.D.and Steptoe,P.C.,"Early stages of fertilisation *in vitro* of human oocytes matured *in* vitro", *Natuer* 221（1969）pp.632-5］早期有几份关于人类卵子和精子在实验室皿中实现受精的报告，例如哈佛大学的约翰·洛克（John Rock）和哥伦比亚大学的兰德鲁姆·谢特尔斯（Landrum Shettles），但这些报告都被否定了，或者至少没有被明确地证明。

32. Rorvik, D., "The embryo sweepstakes: The winner will be a brave new baby conceived in a test-tube and then planted in a womb", *New York Times,* 15 September 1974.

33. Edwards and Steptoe, *A Matter of Life, op. cit.*

34. Johnson, M. H., Franklin, S. B., Cottingham, M. and Hopwood, N., "Why the Medical Research Council refused Robert Edwards and Patrick Steptoe support for research on human conception in 1971", *Human Reproduction* 25 (2010), pp. 2157–74.

35. Faddy, M. J., Gosden, M. D. and Gosden, R. G., "A demographic projection of the contribution of assisted reproductive technologies to world population growth", *Reproductive Biomedicine Online* 36 (2018), pp. 455–8.

36. Shahbazi, M. N. *et al.*, "Self-organisation of the human embryo in the absence of maternal tissues", *Nature Cell Biology* 18 (2016), pp. 700–8.

37. The report is formally known as the Report of the Committee of Inquiry into Human Fertilisation and Embryology. It was published in 1984 and is not to be confused with another report, also colloquially known as the Warnock Report, published in 1978, officially the Report of the Committee of Enquiry into the Education of Handicapped Children and Young People. Warnock's 1978 report was also pioneering and hugely influential, leading to legislation for educational inclusion and changing the way society treated disability.

38. Hyun, I., Wilkerson, A. and Johnston, J., "Embryology policy: Revisit the 14-day rule", *Nature* 533 (2016), pp. 169–71.

39. Ditum, S., "Public intellectuals have never been more vital. Let Mary Warnock be a guide", *Guardian*, 24 March 2019.

40. Warnock, M., *A Memoir: People and Places* (Duckworth, 2000).

41. Hurlbut, J. B, *et al.*, "Revisiting the Warnock rule", *Nature Biotechnology* 35 (2017), pp. 1029–42.

42. Appleby, J. B. and Bredenoord, A.L., "Should the 14-day rule for embryo research become the 28-day rule?" *EMBO Molecular Medicine* 10 (2018), e9437.

43. Yan, W., "An interview with Magdalena Zernicka-Goetz", *Biology of Reproduction* 96 (2017), pp. 503–4.

44. Morris, S.A. *et al.*, "Dynamics of anterior-posterior axis formation in the developing mouse embryo", *Nature Communications* 3 (2012), p. 673.

45. Zernicka-Goetz, M. and Highfield, R., *The Dance of Life*: *Symmetry, Cells and How We Become Human* (W. H. Allen, 2020).

46. Deglincerti, A, *et al.*, "Self-organisation of the *in vitro* attached human embryo", *Nature* 533 (2016), pp. 251–4.

47. Interview with Ali Brivanlou, 24 June 2019.

48. Ibid.

49. Ibid.

50. Ibid.

51. Chronopoulou, E. and Harper, J. C., "IVF culture media: past, present and future", *Human Reproduction Update* 21 (2015), pp. 39–55.

52. Sunde, A. *et al.*, "Time to take human embryo culture seriously", *Human Reproduction* 31 (2016), pp. 2174–82.

53. Swain, J. E. *et al.*, "Optimizing the culture environment and embryo manipulation to help maintain embryo developmental potential", *Fertility*

and Sterility 105 (2016), pp. 571–87.

54. Khosravi, P. *et al.*, "Deep learning enables robust assessment and selection of human blastocysts after *in vitro* fertilisation", *npj Digital Medicine* 2 (2019), 21.

55. 汉娜·弗莱（Hannah Fry）在《世界你好：如何在机器时代成为人类》（*Hello World: How to be Human in the Age of the Machine*）一书中，对机器学习算法提出了警告。如果机器学习用自己的方法来解决一个问题，可能不容易理解它是如何得出答案的。例如，如果一种图像识别算法将一组模糊的像素判定是一辆汽车，这时人们改变其中一个像素，算法就会将其判定为一只狗。我们不能依赖于一种以人类不容易理解的方式解决问题的算法。

56. Capalbo, A. *et al.*, "Implementing PGD/PGD-A in IVF clinics: considerations for the best laboratory approach and management", *Journal of Assisted Reproduction and Genetics* 33 (2016), pp. 1279–86.

57. A list of genetic variations which can be screened by PGD, as approved by the UK's regulatory authority, which works independently but on behalf of the Government, can be found here: https://www.hfea.gov.uk/pgd-conditions/.

58. de Melo-Martín, I., "The challenge for medical ethicists: Weighing pros and cons of advanced reproductive technologies to screen human embryos during IVF", *Human Embryos and Preimplantation Genetic Technologies* (eds Sills, E. S. and Palermo, G. D.) pp. 1–10 (Academic Press, 2019).

59. Davis, D. M., *The Compatibility Gene* (Penguin, UK; Oxford University Press, USA, 2013).

60. Solomon, A., *Far from the Tree: Parents, Children and the Search for Identity* (Chatto and Windus, 2013).

61. Interview with Paula Garfield, 20 June 2019.

62. Hinsliff, G. and McKie, R., "This couple want a deaf child. Should we try

to stop them?" *Observer*, 9 March 2008.

63. Interview with Paula Garfield, *op. cit.*

64. Savulescu, J., "Education and debate: Deaf lesbians, 'designer disability' and the future of medicine", *British Medical Journal* 325 (2002), pp. 771–3.

65. Interview with Paula Garfield, *op. cit.*

第三章　治愈的力量

1. Herzenberg, L. A. and Herzenberg, L. A., "Genetics, FACS, immunology, and redox: a tale of two lives intertwined", *Annual Review of Immunology* 22 (2004), pp. 1–31.

2. Herzenberg, L. A., Herzenberg, L. A. and Roederer, M., "A conversation with Leonard and Leonore Herzenberg", *Annual Review of Physiology* 76 (2014), pp. 1–20.

3. Ibid.

4. Herzenberg, L.A., "The more we learn". Available online here: https://www.kyotoprize.org/wp/wp-content/uploads/2016/02/22kA_lct_EN.pdf. *Kyoto Prize acceptance speech* (2006).

5. Lee grew up near Brighton Beach, home to a relatively large Jewish immigrant community. Some details about life at Brighton Beach during the 1950s is online here: http://brooklynjewish.org/neighborhoods/brighton-beach/.

6. Herzenberg and Herzenberg, "Genetics, FACS …", *op. cit.*

7. Herzenberg, L. A. and Herzenberg, L. A., "Our NIH years: a con -fluence of beginnings", *Journal of Biological Chemistry* 288 (2013), pp. 687–702.

8. Herzenberg and Herzenberg, "Genetics, FACS …", *op. cit.*

9. Ibid.

10. Herzenberg, Herzenberg and Roederer, "A conversation with Leonard and Leonore Herzenberg", *op. cit.*

11. Interview with Leonore Herzenberg, 26 July 2019.

12. Herzenberg, Herzenberg and Roederer, "A conversation with Leonard and Leonore Herzenberg", *op. cit.*

13. 莱纳斯·鲍林（Linus Pauling），后来赢得了两项诺贝尔奖，一项是诺贝尔科学奖，一项是诺贝尔和平奖。他参加了美国科学家联合会，与加州理工学院的许多科学领袖一起抗议美国反民主运动。

14. Herzenberg, "The more we learn", *op. cit.*

15. Herzenberg, Herzenberg and Roederer, "A conversation with Leonard and Leonore Herzenberg", *op. cit.*

16. Discussion with Elizabeth Simpson, 3 September 2019.

17. Interview with Leonore Herzenberg, *op. cit.*

18. Lee Herzenberg was interviewed by Mary Harris for the National Public Radio programme, "Only Human: A Birth That Launched The Search For A Down Syndrome Test", broadcast on 26 April 2016. Available online here: https://www.npr.org/sections/healthshots/2016/04/26/475637228/only-human-a-birth-that-launchedthe-search-for-a-down-syndrome-test.

19. Ibid.

20. Ibid.

21. Ibid.

22. Ashoor Al Mahri, G. and Nicolaides, K., "Evolution in screening for Down syndrome", *Obstetrician and Gynaecologist* 21 (2019), pp. 51–7.

23. Herzenberg, L. A., Bianchi, D. W., Schroder, J., Cann, H. M. and Iverson, G. M., "Fetal cells in the blood of pregnant women: detection and enrichment by fluorescence-activated cell sorting", *Proceedings of the National Academy of Sciences of the USA* 76 (1979), pp. 1453–5.

24. Van Dilla, M. A., Fulwyler, M. J. and Boone, I. U., "Volume distribution and separation of normal human leucocytes", *Proceedings of the Society for Experimental Biology and Medicine* 125 (1967), pp. 367–70.

25. Herzenberg, L.A., "The more we learn", *op. cit.*

26. 早期的流式细胞仪使用汞弧灯或卤素灯的光。

27. Lanier, L. L., "Just the FACS", *Journal of Immunology* 193 (2014), pp. 2043–4.

28. 两名工程师罗斯·胡莱特（Russ Hulett）和威廉·波纳（William Bonner）在乔什·莱德伯格的实验室里，帮助莱恩修改了图纸并制作了第一个版本的细胞分选仪。

29. Interview with Paul Norman, 22 July 2019.

30. Discussion with Elizabeth Simpson, *op. cit.*

31. Zborowski, M. and Herzog, E., *Life is with People: The Culture of the Shtetl* (Schocken, New York, 1962).

32. Interview with Leonore Herzenberg, *op. cit.*

33. Zborowski and Herzog, *Life is with People, op. cit.*

34. Herzenberg, Herzenberg and Roederer, "A conversation with Leonard and Leonore Herzenberg", *op. cit.*

35. Sweet, R. G., "High Frequency Recording with Electrostatically Deflected Ink Jets", *Review of Scientific Instruments* 36 (1965), pp. 131–6.

36. 这是在19世纪物理学家费利克斯·萨瓦特（Félix Savart）的研究基础上进行的，萨瓦特证明了如果一小股液体通过一个适当振动的喷嘴喷射，就会分解成一串水滴。

37. 在一些仪器中，细胞在遇到激光束时已经被分离成液滴，但通常细胞是通过流体力学聚焦进行检查，然后再分裂成液滴。

38. 帝国理工学院的流式细胞仪专家维基·梅尔，向我介绍了流式细胞仪上的电板："现代仪器的外壳很难（虽然不是不可能）因为触碰电板而触电，但是所有使用过旧式仪器的人都会有不小心触碰电板而被电击的经历。每个在研究中这样触过电的人都会对这件事感到莫名的自豪。"

39. Hulett, H. R., Bonner, W. A., Barrett, J. and Herzenberg, L. A., "Cell sorting: automated separation of mammalian cells as a function of intracellular fluorescence", *Science* 166 (1969), pp. 747–9.

40. The cost of the first cell sorter is quoted in an article from the Stanford Medicine News Center, 31 October 2013, "Leonard Herzenberg, geneticist who developed key cell-sorting technology, dies", available online here: http://med.stanford.edu/news/allnews/2013/10/leonard-herzenberg-geneticist-who-developedkey-cell-sorting-technology-dies.html.

41. Melamed, M. R., "A brief history of flow cytometry and sorting", *Methods of Cell Biology* 63 (2001), pp. 3–17.

42. Kamentsky, L. A., Melamed, M. R. and Derman, H., "Spectro -photometer: new instrument for ultrarapid cell analysis", *Science* 150 (1965), pp. 630–1.

43. Koenig, S. H., Brown, R. D., Kamentsky, L. A., Sedlis, A. and Melamed, M. R., "Efficacy of a rapid-cell spectrophotometer in screening for cervical cancer", *Cancer* 21 (1968), pp. 1019–26.

44. Len describes doing this in an interview recorded in 1991. Available online here: http://www.cyto.purdue.edu/cdroms/cyto10a/media/video/Herzenberghow.html.

45. Fulwyler, M. J., "Electronic separation of biological cells by volume", *Science* 150 (1965), pp. 910–11.

46. Robinson, J. P., "Mack Fulwyler in his own words", *Cytometry Part A* 67A (2005), pp. 61–7.

47. 明斯特大学的德国科学家沃尔夫冈·戈德（Wolfgang Göhde）设计了第一台能够对标记的细胞进行计数的仪器，但这种仪器并不能分类细胞。

48. Robinson, "Mack Fulwyler in his own words", *op. cit.*

49. Herzenberg, "The more we learn", *op. cit.*

50. Herzenberg, Herzenberg and Roederer, "A conversation with Leonard and Leonore Herzenberg", *op. cit.*

51. Herzenberg and Herzenberg, "Genetics, FACS ⋯", *op. cit.*

52. Keating, P. and Cambrosio, A., *Biomedical Platforms: Realigning the Normal and the Pathological in Late-Twentieth-Century Medicine* (MIT Press, Cambridge, Massachusetts, 2003).

53. Herzenberg, L. A, *et al.*, "The history and future of the fluorescence-activated cell sorter and flow cytometry: a view from Stanford", *Clinical Chemistry* 48 (2002), pp. 1819–27.

54. Estimates of the flow cytometry market do vary widely. An estimate of $3.7 billion in 2018 is taken from an analysis in 2019 by MarketsandMarkets™ Inc. Available online here: https://www.marketsandmarkets.com/PressReleases/flow-cytometry.asp.

55. Herzenberg, Herzenberg and Roederer, "A conversation with Leonard and Leonore Herzenberg", *op. cit.*

56. Shapiro, H. M., "The evolution of cytometers", *Cytometry A* 58 (2004), pp. 13–20.

57. 这些是动物身上产生的不同种类抗体，对其标记某些类型细胞的能力进行了筛选。这些抗体的产生方式并不像今天的单克隆抗体那样精确，而且人们一直不清楚它们到底标记了什么细胞。

58. 更详细地说，血红蛋白是由四条蛋白链组成的，两条α球蛋白和两条β球蛋白。α球蛋白链由HbA1和HbA2两个基因进行编码，而β球蛋白链则由一个HbB基因进行编码。每一个蛋白质都与一个可以结合氧气的含铁分子结合（称为血红素，血红素本身是由涉及许多其他蛋白质和基因的一系列反应制成）。这样一来，一个血红蛋白复合物可以结合四个氧气分子。当血液流经氧气含量高的肺部时，氧气被血红蛋白吸收。然后氧气被输送到氧气水平较低的身体其他地方。

59. Herzenberg, Herzenberg and Roederer, "A conversation with Leonard and Leonore Herzenberg", *op. cit.*

60. I discussed this previously, and in more detail, in my book *The Beautiful Cure* (The Bodley Head, 2018).

61. 这涉及对抗体基因的切割和组合———一个奇妙而复杂的过程。

62. 一个细微的差别是这种类型的选择在某种程度上也可以发生在骨髓之外。

63. 更详细一点说，B细胞表面有自己产生的抗体的一个版本，称为B细胞受体。如果这个受体锁定了它的目标，B细胞就会受到刺激，并会增殖。一些子代B细胞成为生产有用抗体的工厂。其他子代B细胞将随机突变抗体基因并接受测试，以备生产出更好的抗体版本。这个过程称为抗体亲和力成熟，说明了为什么抗体的免疫反应会随着时间的推移而改善。其中一些B细胞会在体内存活很长时间，如果再次遇到同样的威胁，身体就能迅速做出反应。这一过程的细节对于理解什么是持久的免疫力，以及疫苗研发都异常重要。

64. Kohler, G. and Milstein, C., "Continuous cultures of fused cells secreting antibody of predefined specificity", *Nature* 256 (1975), pp. 495–7.

65. 在一次新年聚会上，当米尔斯坦与他的妻子和同事讨论抗体问题时，李·赫尔森伯格（Lee Herzenberg）为不死的抗体生产细胞（每个细胞都是骨髓瘤细胞和B细胞的混合体）提出了一个名字：杂交瘤细胞。这个名字被沿用了下来，并且为几乎所有使用抗体的生物学实验室所熟知。

66. Springer, T. A., "Cesar Milstein, the father of modern immunology", *Nature Immunology* 3 (2002), pp. 501–3.

67. Rajewsky, K., "The advent and rise of monoclonal antibodies", *Nature* 575 (2019), pp. 47–9.

68. Grilo, A.L. and Mantalaris, A., "The Increasingly Human and Profitable

Monoclonal Antibody Market", *Trends in Biotechnology* 37 (2019), pp. 9–16.

69. Guise, G., "Margaret Thatcher's influence on British science", *Notes and Records of the Royal Society of London* 68 (2014), pp. 301–9.

70. Marks, L. V., *The Lock and Key of Medicine: Monoclonal Antibodies and the Transformation of Healthcare* (Yale University Press, 2015).

71. Ibid.

72. Koprowski, H. and Croce, C., "Hybridomas revisited", *Science* 210 (1980), p. 248.

73. Croce, C. M., "Hilary Koprowski (1916–2013): Vaccine pioneer, art lover, and scientific leader", *Proceedings of the National Academy of Sciences of the USA* 110 (2013), p. 8757.

74. Springer, "Cesar Milstein …", *op. cit.*

75. Harding, A., "Profile: Sir Greg Winter; humaniser of antibodies", *Lancet* 368 (2006), p. S50.

76. Rabbitts, T. H., "Cesar Milstein: October 8, 1927 – March 24, 2002", *Cell* 109 (2002), pp. 549–50.

77. Rada, C., Jarvis, J. M. and Milstein, C., "AID-GFP chimeric protein increases hypermutation of Ig genes with no evidence of nuclear localisation", *Proceedings of the National Academy of Sciences of the USA* 99 (2002), pp. 7003–8.

78. Melchers, "Georges Köhler …", *op. cit.*

79. 乔治·科勒在领导马克斯·普朗克研究所时，曾特别要求他的合同应包括他在50岁时退休并全额领取退休金。艾希曼（Eichmann）在2005年出版的《科勒的发明》（*Köhler's Invention*）一书中对此有所记载。人们不清楚科勒是否真的打算提前退休。科勒的妻子克劳迪娅（Claudia）"强烈拒绝"与艾希曼讨论这个问题。

80. Fritz Melchers, quoted in *Köhler's Invention*.

81. Herzenberg and Herzenberg, "Genetics, FACS ···", *op. cit.*

82. This was discovered soon after HIV was identified, in 1984: Klatzmann, D. *et al.*, "Tlymphocyte T4 molecule behaves as the receptor for human retrovirus LAV", *Nature* 312 (1984), pp. 767–8; Dalgleish, A. G. *et al.*, "The CD4 (T4) antigen is an essential component of the receptor for the AIDS retrovirus", *Nature* 312 (1984), pp. 763–7.

83. Doitsh, G. and Greene, W. C., "Dissecting how CD4 T cells are lost during HIV infection", *Cell Host & Microbe* 19 (2016), pp. 280–91.

84. Global HIV and AIDS statistics: 2019 fact sheet. Published by UNAIDS. Available online here: https://www.unaids.org/en/resources/fact-sheet (Accessed September 2019).

85. Horowitz, A. *et al.*, "Genetic and environmental determinants of human NK cell diversity revealed by mass cytometry", *Science Translational Medicine* 5 (2013), 208ra145.

86. Smith, S. L. *et al.*, "Diversity of peripheral blood human NK cells identified by single-cell RNA sequencing", *Blood Advances* 4 (2020), pp. 1388–1406.

87. Horowitz *et al.*, "Genetic and environmental determinants ···", *op. cit.*

88. Spitzer, M. H. and Nolan, G. P., "Mass cytometry: single cells, many features", *Cell* 165 (2016), pp. 780–91.

89. Shalek, A. K. *et al.*, "Single-cell transcriptomics reveals bimodality in expression and splicing in immune cells", *Nature* 498 (2013), pp. 236–40.

90. Interview with Moshe Biton, 17 December 2019.

91. Interview with Aviv Regev, 17 August 2020.

92. Montoro, D. T. *et al.*, "A revised airway epithelial hierarchy includes CFTR-expressing ionocytes", *Nature* 560 (2018), pp. 319–324.

93. Interview with Moshe Biton, *op. cit.*

94. 这并不是说该团队怀疑他们的方法是否有效。例如，他们已经用事先对视网膜中存在的所有细胞的研究进行了验证。

95. Interview with Aviv Regev, *op. cit.*

96. Interview with Moshe Biton, *op. cit.*

97. Plasschaert, L. W. *et al.*, "A single-cell atlas of the airway epithelium reveals the CFTR-rich pulmonary ionocyte", *Nature* 560 (2018), pp. 377–81.

98. Three papers, published at the same time, reported this discovery in 1989: Kerem, B. *et al.*, "Identification of the cystic fibrosis gene: genetic analysis", *Science* 245 (1989), pp. 1073–80; Riordan, J. R. *et al.*, "Identification of the cystic fibrosis gene: cloning and characterization of complementary DNA", *Science* 245 (1989), pp. 1066–73; and Rommens, J.M., *et al.* "Identification of the cystic fibrosis gene: chromosome walking and jumping", *Science* 245 (1989), pp. 1059–65.

99. Travaglini, K. J. and Krasnow, M. A., "Profile of an unknown airway cell", *Nature* 560 (2018), pp. 313–14.

100. Interview with Aviv Regev, *op. cit.*

101. Rozenblatt-Rosen, O., Stubbington, M. J. T., Regev, A. and Teichmann, S. A., "The Human Cell Atlas: from vision to reality", *Nature* 550 (2017), pp. 451–3.

102. Interview with Aviv Regev, *op. cit.*

103. Hiby, S. E. *et al.*, "Association of maternal killer-cell immunoglobulin-like receptors and parental HLA-C genotypes with recurrent miscarriage", *Human Reproduction* 23 (2008), pp. 972–6.

104. Vento-Tormo, R. *et al.*, "Single-cell reconstruction of the early maternal-fetal interface in humans", *Nature* 563 (2018), pp. 347–53.

105. Davis, D. M. *The Compatibility Gene* (Penguin, UK; Oxford University Press, USA, 2013).

106. Colucci, F., "The immunological code of pregnancy", *Science* 365 (2019),

pp. 862–3.

107. Interview with Muzlifah Haniffa, 11 September 2019.

108. Discussion with Muzlifah Haniffa, 7 November 2019.

109. Interview with Jack Kreindler, 13 August 2020.

第四章　多彩的大脑

1. Rapport, R. L. *Nerve Endings: The Discovery of the Synapse* (W.W. Norton, New York, 2005).

2. Camillo Golgi, Nobel Lecture, delivered on 11 December 1906. Published in *Nobel Lectures, Physiology or Medicine 1901–21* (Elsevier, Amsterdam, 1967). Available online here: https://www.nobelprize.org/uploads/2018/06/golgi-lecture.pdf.

3. Wacker, D. *et al.*, "Crystal Structure of an LSD-Bound Human Serotonin Receptor", *Cell* 168 (2017), pp. 377–89.

4. Wang, S. *et al.*, "Structure of the D2 dopamine receptor bound to the atypical antipsychotic drug risperidone", *Nature* 555 (2018), pp. 269–73.

5. 正电子发射体层成像（PET）也能看到人脑内部的情况。PET扫描有广泛的应用。PET分析大脑活动的一种方法是对放射性葡萄糖示踪剂进行成像，以突出显示大脑中吸收葡萄糖的区域。与PET扫描相比，用fMRI对大脑活动进行成像的分辨率往往更高，但每种技术都有其优点和缺点，有时两种类型的扫描会同时使用。

6. 详细来说，fMRI是相当复杂的。用磁场来对齐体内的氢质子。然后，用无线电波来推动质子失准。当氢质子回到对齐状态时，fMRI机器会接收到氢质子发出的信号。信号强度取决于氢质子的周围环境，并且在含氧和脱氧的血液中是不同的。这些差异是微妙的，该技术依靠统计测试和计算分析来进行测量。2009年，一个著名的实验使用fMRI来研究一条完全死亡的鲑鱼的大脑活动。研究人员给这条死鱼展示了一系列人类社交场合的照片，并对fMRI扫描进行分析，以揭示由此产生的大脑活动。该实验表明，如果不对fMRI扫描结果进行适当地分析，就会出现各种虚假的结果，甚至会出现死了的鱼还在看人的照片这样的结果。牛津大学制作了关于MRI和fMRI扫描如何工作的优秀网络资源，由汉娜·德夫林（Hannah Devlin）撰稿，包括由鲁比·瓦克斯（Ruby Wax）旁白的简短动画，观看网址：https://www.ndcn.ox.ac.uk/divisions/ fmrib/what-is-fmri/introduction-to-fmri.

7. McClure, S. M. *et al.*, "Neural correlates of behavioral preference for culturally familiar drinks", *Neuron* 44 (2004), pp. 379–87.

8. Plassmann, H., O'Doherty, J., Shiv, B. and Rangel, A., "Marketing actions can modulate neural representations of experienced pleasan-tness", *Proceedings of the National Academy of Sciences of the USA* 105 (2008), pp. 1050–4.

9. Another particularly striking example comes from an analysis of brain activity in chocolate lovers, who were asked to eat chocolate until they could no longer stand to eat any more. Different parts of the brain lit up in the beginning, when they were enjoying the chocolate, compared to at the end, while they forced themselves to keep going. This study, which used PET imaging to capture brain activity, is reported here: Small, D. M., Zatorre, R. J., Dagher, A., Evans, A. C. and Jones-Gotman, M., "Changes in brain activity related to eating chocolate: from pleasure to aversion", *Brain* 124 (2001), pp. 1720–33.

10. There are any number of other examples. See: Sahakian, B. J. and Gottwald, J., *Sex, Lies and Brain Scans* (Oxford University Press, Oxford, 2017).

11. Azevedo, F. A. *et al.*, "Equal numbers of neuronal and nonneuronal cells

make the human brain an isometrically scaled-up primate brain", *Journal of Comparative Neurology* 513 (2009), pp. 532–41.

12. Ecker, J. R. *et al.*, "The BRAIN initiative cell census consortium: lessons learned toward generating a comprehensive brain cell atlas", *Neuron* 96 (2017), pp. 542–57.

13. Allen, N. J. and Barres, B. A., "Glia – more than just brain glue", *Nature* 457 (2009), pp. 675–7.

14. The inferior status of glial cells is emphasised by them being named after the Greek word for glue. But to take just one intriguing experiment: mice injected with human glial cells (derived from donated human fetuses) showed improved learning and memory. See Han, X. *et al.*, "Forebrain engraftment by human glial progenitor cells enhances synaptic plasticity and learning in adult mice", *Cell Stem Cell* 12 (2013), pp. 342–53.

15. Interview with Jeff Lichtman, 9 October 2019.

16. Lichtman, J. W., Livet, J. and Sanes, J.R.A., "Technicolor approach to the connectome", *Nature Reviews Neuroscience* 9 (2008), pp. 417–22.

17. Livet, J. *et al.*, "Transgenic strategies for combinatorial expression of fluorescent proteins in the nervous system", *Nature* 450 (2007), pp. 56–62.

18. Matz, M.V. *et al.*, "Fluorescent proteins from nonbioluminescent Anthozoa species", *Nature Biotechnology* 17 (1999), pp. 969–73.

19. 利奇特曼实验室的研究员让·利维特有很多关于这方面的想法，他是第一篇脑虹论文的第一作者。

20. Steenhuysen, J., "'Brainbow' paints mouse neurons in bright colors", *Reuters*, 31 October 2007. Available online here: https://www.reuters.com/article/us-brain-colors/brainbow-paintsmouse-neurons-in-bright-colors-idUSN3131568320071031.

21. Interview with Jeff Lichtman, *op. cit.*

22. Ibid.

23. Weissman, T. A. and Pan, Y. A., "Brainbow: new resources and emerging biological applications for multicolor genetic labeling and analysis", *Genetics* 199 (2015), pp. 293–306.

24. Jeff Lichtman said this in his talk "Connectomics" at TEDxCaltech, recorded at California Institute of Technology, Pasadena, *California*, 18 January 2013. Available online here: http://www.tedxcaltech.com/content/jeff-lichtman.

25. Sporns, O., Tononi, G. and Kotter, R., "The human connectome: A structural description of the human brain", *PLOS Computational Biology* 1 (2005), e42.

26. Sporns, O., *Discovering the Human Connectome* (MIT Press, Cambridge, MA, USA, 2012).

27. Seung, S., *Connectome: How the Brain's Wiring Makes Us Who We Are* (Allen Lane, London, 2012).

28. Seung, S., "I am my connectome", TEDGlobal 2010. Available online here: https://www.ted.com/talks/sebastian_seung.

29. Blakemore, S.-J., *Inventing Ourselves: The Secret Life of the Teenage Brain* (Doubleday, London, 2018).

30. Interview with Matthew Cobb, 18 October 2019.

31. Interview with Jeff Lichtman, 9 October 2019.

32. Ibid.

33. Lakadamyali, M., Babcock, H., Bates, M., Zhuang, X. and Lichtman, J., "3D multicolor super-resolution imaging offers improved accuracy in neuron tracing", *PLOS One* 7 (2012), e30826.

34. Sanes, J. R., "After Cajal: from black and white to colour", in *Portraits of the Mind: Visualizing the Brain from Antiquity to the 21st Century* 'ed. Schoonover, C.' (Abrams, New York, 2010).

35. Ford, A. and Peat, F. D., "The role of language in science", *Foundations*

of Physics 18 (1988), pp. 1233–42.

36. Bargmann, C., Denk, W. and Graybiel, A., "The Kavli Prize winners". Interview by Darran Yates, *Nature Reviews Neuroscience* 13 (2012), pp. 670–4.

37. Denk, W. and Horstmann, H., "Serial block-face scanning electron microscopy to reconstruct three-dimensional tissue nanostructure", *PLOS Biology* 2 (2004), e329.

38. Although Denk didn't know it at the time, he later learnt that a similar idea earlier had been reported in 1981: Leighton, S. B. "SEM images of block faces, cut by a miniature microtome within the SEM – a technical note", *Scanning Electron Microscopy* (1981), pp. 73–6.

39. In fact, how to best measure a knife's sharpness is its own small research field, because so many factors are involved. See, for example: Schuldt, S., Arnold, G., Kowalewski, J., Schneider, Y. and Rohm, H., "Analysis of the sharpness of blades for food cutting", *Journal of Food Engineering* 188 (2016), pp. 13–20.

40. Helmstaedter, M. *et al.*, "Connectomic reconstruction of the inner plexiform layer in the mouse retina", *Nature* 500 (2013), pp. 168–74.

41. Kim, J. S. *et al.*, "Space-time wiring specificity supports direction selectivity in the retina", *Nature* 509 (2014), pp. 331–6.

42. Bae, J. A. *et al.*, "Digital museum of retinal ganglion cells with dense anatomy and physiology", *Cell* 173 (2018), pp. 1293–1306, e1219.

43. Abbott, A., "Crumb of mouse brain reconstructed in full detail", *Nature* 524 (2015), p. 17.

44. Jeff Lichtman mentions this in a talk, "Can the Brain's Structure Reveal its Function?" given at the Marine Biology Labs, Woods Hole, USA, on 6 July 2018. Available online here: https://www.mbl.edu/friday-evening-lectures-2018/.

45. Kasthuri, N. *et al.*, "Saturated reconstruction of a volume of neocortex", *Cell* 162 (2015), pp. 648–61.

46. Jeff Lichtman's talk, "Can the Brain's Structure Reveal its Function?", *op. cit.*

47. Email correspondence with Jeff Lichtman, 6 November 2019.

48. Abbott, A., "Neuroscience: solving the brain", *Nature* 499 (2013), pp. 272–4.

49. World Science Festival: Q and A with Jeff Lichtman, streamed live on 11 April 2018. Available online here: https://www.youtube.com/watch?v=h14hcBrqGSg.

50. 尼科尔·汤姆森（Nichol Thomson）切下线虫的切片（每片约50纳米厚），并用电子显微镜对其进行拍照。由于当时的计算机技术太过原始，无法以任何自动化的方式分析这些图像，科学家约翰·怀特（John White）和艾琳·索斯盖特（Eileen Southgate）手动处理了这些图像。由于分析图像的任务过于费力，汤姆森拍摄的许多图像直到今天都从未被研究过。汤姆森是一位熟练的电子显微镜专家，之前曾担任过维克多·罗斯柴尔德（Victor Rothschild）勋爵的技术员，但悉尼·布伦纳在他的回忆录《我的科学生活》（*My Life in Science*）中告诉刘易斯·沃尔珀特（Lewis Wolpert）说，他在聘用汤姆森时遇到了很大的麻烦，因为汤姆森没有受过任何正规的高等教育。布伦纳说："那是人们开始看重学历的年代，但我却不以为然！"

51. White, J. G., Southgate, E., Thomson, J. N. and Brenner, S., "The structure of the nervous system of the nematode *Caenorhabditis elegans*", *Philosophical Transactions of the Royal Society of London. B, Biological Sciences* 314 (1986), pp. 1–340.

52. Cook, S. J. *et al.*, "Whole-animal connectomes of both *Caenorhabditis elegans sexes*", *Nature* 571 (2019), pp. 63–71.

53. Goodman, M. B. and Sengupta, P., "How *Caenorhabditis elegans* senses mechanical stress, temperature, and other physical stimuli", *Genetics* 212

(2019), pp. 25–51.

54. Bargmann, C. I. and Marder, E., "From the connectome to brain function", *Nature Methods* 10 (2013), pp. 483–90.

55. 找到一种表示连接组的方法是理解连接组的重要步骤。我想到的是阿根廷作家豪尔赫·路易斯·博尔赫斯（Jorge Luis Borges）的一个寓言——我在我的第一本书《相容性基因》（*The Compatibi lity Gene*）中提到过。从前有一个帝国，这个帝国的地图制作艺术受到赞美和崇敬。制图协会的最终目标是制作一份完美的帝国地图。但这样的作品——对一切事物的逐点描述——只能产生一张与帝国本身完全相同大小的地图。最伟大的制图师的工作最终产生了完全无用的东西。这幅完美的地图被丢弃了，而后世对制图艺术的重视程度也降低了。同样，一张完整而精确的大脑结构图也会像大脑本身一样复杂而难以捉摸——直到我们找到一种方法来表达它的真正运作方式。

56. Portman, D. S., "Neural networks mapped in both sexes of the worm", *Nature* 571 (2019), pp. 40–2.

57. "Insights of the decade. Stepping away from the trees for a look at the forest: Introduction", *Science* 330 (2010), pp. 1612–3.

58. Hegemann, P. and Nagel, G., "From channelrhodopsins to opto-genetics", *EMBO Molecular Medicine* 5 (2013), pp. 173–6.

59. Nagel, G. *et al.*, "Channelrhodopsin-2, a directly light-gated cation-selective membrane channel", *Proceedings of* the *National Academy of the Sciences of the USA* 100 (2003), pp. 13940–5.

60. Crick, F., "The impact of molecular biology on neuroscience", *Philosophical Transactions of the Royal Society, London B: Biological Sciences* 354 (1999), pp. 2021–5.

61. Zemelman, B.V., Lee, G. A., Ng, M. and Miesenbock, G., "Selective photostimulation of genetically charged neurons", *Neuron* 33 (2002),

pp. 15–22.

62. Boyden, E. S., "A history of optogenetics: the development of tools for controlling brain circuits with light", *F1000 Biology Reports* 3 (2011), p. 11.

63. A page from Deisseroth's lab book from 1 July 2004 showed that he was testing several different types of light-switchable channel proteins, as well as using different tools to express them in neurons, to see what might work well.

64. Smith, K., "Neuroscience: Method man", *Nature* 497 (2013), pp. 550–2.

65. "Insights of the decade", *op. cit.*

66. Boyden, E. S., Zhang, F., Bamberg, E., Nagel, G. and Deisseroth, K., "Millisecond-timescale, genetically targeted optical control of neural activity", *Nature Neuroscience* 8 (2005), pp. 1263–8.

67. Deisseroth, K., "Optogenetics: 10 years of microbial opsins in neuroscience", *Nature Neuroscience* 18 (2015), pp. 1213–25.

68. Deisseroth, K. *et al.*, "Next-generation optical technologies for illuminating genetically targeted brain circuits", *Journal of Neuroscience* 26 (2006), pp.10380–6.

69. Colapinto, J., "Lighting the brain: Karl Deisseroth and the opto-genetics breakthrough", *New Yorker*, 18 May 2015.

70. "The Consummate Neuro-oncologist; a profile of Michelle Monje", Ludwig Cancer Research 2019 Research Highlights. Available online here: https://www.ludwigcancerresearch.org/successstory/ludwigs-annual-research-highlights-report/.

71. Adkins, T., "Curing The Uncurable: Meet Dr Michelle Monje, the researcher powering cures for deadly brain tumors", in *Alex's Lemonade Stand Foundation Blog* 18 July 2018. Available online here: https://www.alexslemonade.org/blog/2018/07/curing-uncurablemeet-dr-michelle-monje-researcher-powering-cures-deadly-braintumors.

72. 你可以有自己的看法，即对老鼠的这种处理是否有必要，是否残忍，或者两者兼而有之。不用说，这样的研究需要遵守严格的规定，当然，此项研究是获得了批准并严格遵守的。

73. Adamantidis, A. R., Zhang, F., Aravanis, A. M., Deisseroth, K. and de Lecea, L.,"Neural substrates of awakening probed with optogenetic control of hypocretin neurons", *Nature* 450 (2007), pp. 420–4.

74. Chen, I., "The Beam of Light That Flips a Switch That Turns on the Brain", *New York Times*, 14 August 2007.

75. Colapinto, J., "Lighting the brain ⋯", *op. cit.*

76. Deisseroth K., "Optogenetics, iBiology Science Stories", recorded September 2016, available online here: https://www.ibiology.org/ neuroscience/optogenetics/.

77. Bandelow, B. and Michaelis, S., "Epidemiology of anxiety disorders in the 21st century", *Dialogues in Clinical Neuroscience* 17 (2015), pp. 327–35.

78. Ibid.

79. Perez, C. C., *Invisible Women: Exposing Data Bias in a World Designed for Men* (Chatto and Windus, London, 2019).

80. Tye, K. M. *et al.*, "Amygdala circuitry mediating reversible and bidirectional control of anxiety", *Nature* 471 (2011), pp. 358–62.

81. Kim, S. Y. *et al.*, "Diverging neural pathways assemble a behavioural state from separable features in anxiety", *Nature* 496 (2013), pp. 219–23.

82. Jennings, J. H. *et al.*, "Distinct extended amygdala circuits for divergent motivational states", *Nature* 496 (2013), pp. 224–8.

83. Ungless, M. A., Whistler, J. L., Malenka, R. C. and Bonci, A., "Single cocaine exposure *in vivo* induces long-term potentiation in dopamine neurons", *Nature* 411 (2001), pp. 583–7.

84. Chen, B.T. *et al.*, "Rescuing cocaine-induced prefrontal cortex

hypoactivity prevents compulsive cocaine seeking", *Nature* 496 (2013), pp. 359–62.

85. Terraneo, A. *et al.*, "Transcranial magnetic stimulation of dorsolateral prefrontal cortex reduces cocaine use: A pilot study", *European Neuropsychopharmacology* 26 (2016), pp. 37–44.

86. Ekhtiari, H. *et al.*, "Transcranial electrical and magnetic stimulation (tES and TMS) for addiction medicine: A consensus paper on the present state of the science and the road ahead", *Neuroscience & Biobehavioural Reviews* 104 (2019), pp. 118–140.

87. Ferenczi, E. and Deisseroth, K., "Illuminating next-generation brain therapies", *Nature Neuroscience* 19 (2016), pp. 414–16.

88. Maher, B., "Poll results: look who's doping", *Nature* 452 (2008), pp. 674–5.

第五章　人体内的微生物

1. 例如，有一种仪器可以用序列特定的模板阵列捕获基因片段，从而对基因进行平行分析。

2. Rose, C., Parker, A., Jefferson, B. and Cartmell, E., "The Char -acterization of Feces and Urine: A Review of the Literature to Inform Advanced Treatment Technology", *Critical Reviews in Environmental Science and Technology* 45 (2015), pp. 1827–79.

3. Aziz, R. K., "A hundred-year-old insight into the gut microbiome!" *Gut Pathogens* 1 (2009), p. 21.

4. LeBlanc, J. G. *et al.*, "Bacteria as vitamin suppliers to their host: a gut microbiota perspective", *Current Opinion in Biotechnology* 24 (2013), pp. 160–8.

5. Fredrik Bäckhed, "CRC 1182 host-microbe Interviews, Normal Gut

Microbiota in Metabolic Diseases: an interview by Thomas Bosch", 20 December 2018. Available here: https://www.youtube.com/watch?v=hVzH8XY326s.

6. Bäckhed, F. et al., "The gut microbiota as an environmental factor that regulates fat storage", *Proceedings of the National Academy of the Sciences of the USA* 101 (2004), pp. 15718–23.

7. Ley, R. E. *et al.*, "Obesity alters gut microbial ecology", *Proceedings of the National Academy of the Sciences of the USA* 102 (2005), pp. 11070–5.

8. Turnbaugh, P. J. *et al.*, "An obesity-associated gut microbiome with increased capacity for energy harvest", *Nature* 444 (2006), pp. 1027–31.

9. Yong, E., *I Contain Multitudes: The Microbes Within Us and a Grander View of Life* (The Bodley Head, London, 2016).

10. Ley, R. E., Turnbaugh, P. J., Klein, S. and Gordon, J. I., "Microbial ecology: human gut microbes associated with obesity", *Nature* 444 (2006), pp. 1022–3.

11. Goodrich, J. K. *et al.*, "Human genetics shape the gut microbiome", *Cell* 159 (2014), pp. 789–99.

12. Lecture by Eran Elinav on "Host Microbiome Interactions in Health and Disease", given at the Kiel Life Science annual retreat in Schleswig, Germany, 16 November 2017. Available online here: https://youtu.be/2sfPHdhXJoE.

13. Interview with Eran Elinav, 18 February 2020.

14. Jenkins, D. J. et al., "Glycemic index of foods: a physiological basis for carbohydrate exchange", *American Journal of Clinical Nutrition* 34 (1981), pp. 362–6.

15. Spector, T., *The Diet Myth; The Real Science Behind What We Eat*, (Weidenfeld and Nicolson, London, 2015).

16. Collaboration, N.C.D.R.F., "Trends in adult body-mass index in 200

countries from 1975 to 2014: a pooled analysis of 1698 population-based measurement studies with 19.2 million participants", *Lancet* 387 (2016), pp. 1377–96.

17. Webb, P. *et al.*, "Hunger and malnutrition in the 21st century", *British Medical Journal* 361 (2018), k2238.

18. Collaboration, N.C.D.R.F., "Worldwide trends in body-mass index, underweight, overweight, and obesity from 1975 to 2016: a pooled analysis of 2,416 population-based measurement studies in 128.9 million children, adolescents, and adults", *Lancet* 390 (2017), pp. 2627–42.

19. Gardner, C. D. *et al.*, "Effect of Low-Fat vs Low-Carbohydrate Diet on 12-Month Weight Loss in Overweight Adults and the Association With Genotype Pattern or Insulin Secretion: The DIETFITS Randomized Clinical Trial", *JAMA* 319 (2018), pp. 667–79.

20. Segal, E., Elinav, E. and Adamson, E., *The Personalized Diet: The Pioneering Program to Lose Weight and Prevent Disease* (Grand Central Life and Style, New York, 2017).

21. Ibid.

22. Interview with Eran Elinav, *op. cit.*

23. Chiu, C.-J. *et al.*, "Informing food choices and health outcomes by use of the dietary glycemic index", *Nutrition Reviews* 69 (2011), pp. 231–42.

24. Interview with Eran Elinav, *op. cit.*

25. Zeevi, D. *et al.*, "Personalized nutrition by prediction of glycemic responses", *Cell* 163 (2015), pp. 1079–94.

26. Cha, A. E., "This diet study upends everything we thought we knew about 'healthy' food," *Washington Post*, 20 November 2015.

27. Segal, Elinav and Adamson, *The Personalized Diet*, *op. cit.*

28. Ibid.

29. Lecture by Eran Elinav on "Host Microbiome Interactions ⋯", *op. cit.*

30. Eran Segal presented these details at the Future of Individualized Medicine conference held at Scripps Research Translational Institute, Ja Jolla, California, 14–15 March 2019. Available online here: https://youtu.be/S26fCwDeiy0.

31. Zeevi *et al*., "Personalized Nutrition …", *op. cit.*

32. 良好和不良的饮食方案都是由专家根据所有记录的信息或直接由计算机算法设计的。无论哪种方式，结果都是相似的。对于由计算机设计的饮食方案，12名参与者中有10名在实施良好饮食计划的一周内受益。

33. Zmora, N., Zeevi, D., Korem, T., Segal, E. and Elinav, E., "Taking it personally: personalized utilization of the human microbiome in health and disease", *Cell Host Microbe* 19 (2016) pp. 12–20.

34. 英国广播公司（BBC）派了一个电视摄制组到以色列拍摄埃利纳夫和西格尔。主持人萨利哈·阿桑（Saleyha Ahsan）亲身体验了与研究受试者一样的饮食方案。她知道了自己的良好食物清单包括牛油果、羊角面包、酸奶泡燕麦片、煎蛋、巧克力和冰激凌。对她来说不好的食物包括葡萄、比萨饼、意大利面、番茄汤、橙汁和寿司。与原始研究中的参与者一样，她的微生物组的构成在良好和不良的饮食周之间发生了转变。本节目于2016年1月27日播出，作为《相信我，我是医生》（*Trust me, I'm a Doctor*）系列的第4集。本集的剪辑，包括对埃利纳夫和西格尔的采访，可在线访问：https://www.bbc.co.uk/programmes/articles/2lw8qKp7NFf7N7mhbXmsY34/why-do-some-people-put-on-weightand-not-others-and-can-we-change-it.

35. Eran Segal's TEDx talk, "What is the best diet for humans?" TEDxRuppin, 20 July 2016. Available online here: https://youtu.be/0z03xkwFbw4.

36. 他们创建了一个网站和一个手机应用程序，用以帮助任何有此打算的人，但我在2020年1月和2021年1月访问时，已经无法注册了。

37. 埃利纳夫和西格尔是经营这项业务的微生物群健康管理平台第二天

公司（DayTwo）的科学顾问。

38. Eckel, R. H., "Role of glycemic index in the context of an overall heart-healthy diet", *JAMA* 312 (2014), pp. 2508–9.

39. Katz, D. L. and Meller, S., "Can we say what diet is best for health?"*Annual Review of Public Health* 35 (2014), pp. 83–103.

40. Sacks, F. M. *et al.*, "Effects of high vs low glycemic index of dietary carbohydrate on cardiovascular disease risk factors and insulin sensitivity: the OmniCarb randomized clinical trial", *JAMA* 312 (2014), pp. 2531–41.

41. Kolodziejczyk, A. A., Zheng, D. and Elinav, E., "Diet-microbiota interactions and personalized nutrition", *Nature Reviews Microbiology* 17 (2019), pp. 742–53.

42. One study published in 2019 examined the bacteria found in stool from twenty people, living in the UK or Canada. They found a total of 273 bacterial species, of which 105 had never even been seen before. See: Forster, S. C. et al., "A human gut bacterial genome and culture collection for improved metagenomic ana - lyses", *Nature Biotechnology* 37 (2019), pp. 186–92.

43. Moss, M., *Salt, sugar, fat: how the food giants hooked us* (WH Allen, London, 2013).

44. Ng, M. *et al.*, "Smoking prevalence and cigarette consumption in 187 countries, 1980–2012", *JAMA* 311 (2014), pp. 183–92.

45. Rimmer, A., "Don't scrap the sugar tax, doctors tell Johnson", *British Medical Journal* 367 (2019), p. 17051.

46. Schirmer, M., Garner, A., Vlamakis, H. and Xavier, R. J., "Microbial genes and pathways in inflammatory bowel disease", *Nature Reviews Microbiology* 17 (2019), pp. 497–511.

47. Walter, J., Armet, A. M., Finlay, B. B. and Shanahan, F., "Establishing or exaggerating causality for the gut microbiome: lessons from human microbiota-associated rodents", *Cell* 180 (2020), pp. 221–32.

48. Berer, K. *et al.*, "Gut microbiota from multiple sclerosis patients enables spontaneous autoimmune encephalomyelitis in mice", *Proceedings of the National Academy of the Sciences of the USA* 114 (2017), pp. 10719–24.

49. Britton, G. J. *et al.*, "Microbiotas from humans with inflammatory bowel disease alter the balance of gut Th17 and RORgammat(+) regulatory T cells and exacerbate colitis in mice", *Immunity* 50 (2019), pp. 212–24.

50. Strachan, D. P., "Hay fever, hygiene, and household size", *British Medical Journal* 299 (1989), pp. 1259–60.

51. Rakoff-Nahoum, S., Paglino, J., Eslami-Varzaneh, F., Edberg, S. and Medzhitov, R., "Recognition of commensal microflora by toll-like receptors is required for intestinal homeostasis", *Cell* 118 (2004), pp. 229–41.

52. 短链脂肪酸由1至6个附有氢原子的一端有一个羧基（–COOH）的碳原子组成。

53. Three studies published in 2013, conducted independently, found that gut microbes secrete short-chain fatty acids which promote the production and activity of a type of T cell called a regulatory T cell, which is involved in dampening or regulating other immune cells. These papers are: Arpaia, N. *et al.*, "Metabolites produced by commensal bacteria promote peripheral regulatory T-cell generation", *Nature* 504 (2013), pp. 451–5; Atarashi, K. *et al.*, "Treg induction by a rationally selected mixture of *Clostridia* strains from the human microbiota", *Nature* 500 (2013), pp. 232–6; Smith, P. M. *et al.*, "The microbial metabolites, short-chain fatty acids, regulate colonic Treg cell homeostasis", *Science* 341 (2013), pp. 569–73.

54. Trompette, A, *et al.*, "Gut microbiota metabolism of dietary fiber influences allergic airway disease and hematopoiesis", *Nature Medicine* 20 (2014), pp. 159–66.

55. Bottcher, M. F., Nordin, E. K., Sandin, A., Midtvedt, T. and Bjorksten, B., "Microflora-associated characteristics in faeces from allergic and

nonallergic infants", *Clinical & Experimental Allergy* 30 (2000), pp. 1590–6.

56. Hall, I. C. and O'Toole, E., "Intestinal flora in newborn infants with a description of a new pathogenic anaerobe, *Bacillus difficilis", American Journal of Diseases of Children* 49 (1935), pp. 390–402.

57. Kelly, C. P. and LaMont, J. T., "*Clostridium difficile* – more difficult than ever", *New England Journal of Medicine 359* (2008), pp. 1932–40.

58. Interview with Elizabeth Mann, 22 January 2020.

59. Scott, N.A. *et al.*, "Antibiotics induce sustained dysregulation of intestinal T cell immunity by perturbing macrophage homeostasis", *Science Translational Medicine* 10 (2018), eaao4755.

60. Khoruts, A. and Sadowsky, M. J., "Understanding the mechanisms of faecal microbiota transplantation", *Nature Reviews Gastroenterology & Hepatology* 13 (2016), pp. 508–16.

61. Shi, Y. C. and Yang, Y. S., "Fecal microbiota transplantation: Current status and challenges in China", *JGH Open* 2 (2018), pp. 114–16.

62. Eiseman, B., Silen, W., Bascom, G. S. and Kauvar, A. J., "Fecal enema as an adjunct in the treatment of pseudomembranous enterocolitis", *Surgery* 44 (1958), pp. 854–9.

63. Khoruts, A., "Fecal microbiota transplantation – early steps on a long journey ahead", *Gut Microbes* 8 (2017), pp. 199–204.

64. Ibid.

65. van Nood, E. *et al.*, "Duodenal infusion of donor feces for recurrent *Clostridium difficile*", *New England Journal of Medicine* 368 (2013), pp. 407–15.

66. Hui, W., Li, T., Liu, W., Zhou, C. and Gao, F., "Fecal microbiota transplantation for treatment of recurrent C. *difficile* infection: An updated randomized controlled trial meta-analysis", *PLOS One* 14 (2019),

e0210016.

67. DeFilipp, Z. *et al.*, "Drug-resistant e. coli bacteremia transmitted by fecal microbiota transplant", *New England Journal of Medicine* 381 (2019), pp. 2043–50.

68. Blaser, M. J., "Fecal microbiota transplantation for dysbiosis – predictable risks", *New England Journal of Medicine* 381 (2019), pp. 2064–6.

69. Terveer, E. M. *et al.*, "How to: establish and run a stool bank", *Clinical Microbiology and Infection* 23 (2017), pp. 924–30.

70. Lloyd-Price, J., Abu-Ali, G. and Huttenhower, C., "The healthy human microbiome", *Genome Medicine* 8 (2016), 51.

71. Giles, E. M., D'Adamo, G. L. and Forster, S. C., "The future of faecal transplants", *Nature Reviews Microbiology* 17 (2019), p. 719.

72. Jabr, F., "Probiotics are no panacea", *Scientific American* 317 (2017), pp. 26–7.

73. Interview with Eran Elinav, *op. cit.*

74. Suez, J., Zmora, N., Segal, E. and Elinav, E., "The pros, cons and many unknowns of probiotics", *Nature Medicine* 25 (2019), pp. 716–29.

75. Klein, S. L., "Parasite manipulation of the proximate mechanisms that mediate social behavior in vertebrates", *Physiology and Behavior* 79 (2003), pp. 441–9.

76. Wong, A. C. *et al.*, "Gut microbiota modifies olfactory-guided microbial preferences and foraging decisions in drosophila", *Current Biology* 27 (2017), pp. 2397–404.

77. Leitao-Goncalves, R. *et al.*, "Commensal bacteria and essential amino acids control food choice behavior and reproduction", *PLOS Biology* 15 (2017), e2000862.

78. Yuval, B., "Symbiosis: Gut Bacteria Manipulate Host Behaviour", *Current Biology* 27 (2017), R746–R747.

79. Valles-Colomer, M. *et al.*, "The neuroactive potential of the human gut microbiota in quality of life and depression", *Nature Microbiology* 4 (2019), pp. 623–32.

80. Cryan, J. F. and Dinan, T. G., "Mind-altering micro-organisms: the impact of the gut microbiota on brain and behaviour", *Nature Reviews Neuroscience* 13 (2012), pp. 701–12.

81. Johnson, K. V. and Foster, K. R., "Why does the microbiome affect behaviour?" *Nature Reviews Microbiology* 16 (2018), pp. 647–55.

82. Anderson, S. C., Cryan, J. F. and Dinan, T., *The Psychobiotic Revolution: Mood, Food, and the New Science of the Gut-Brain Connection* (National Geographic, Washington, 2017).

第六章　总体代码

1. Hood, L., "A personal journey of discovery: developing technology and changing biology", *Annual Review of Analytical Chemistry* 1 (2008), pp. 1–43.

2. Timmerman, L., *Hood: Trailblazer of the Genomics Age* (Bandera Press, 2017).

3. Interview with William J. Dreyer by Shirley K. Cohen, 18 February–2 March 1999, in *Caltech Oral Histories* (https://resolver. caltech.edu/ CaltechOH:OH_Dreyer_W).

4. Hood, L. E., "My life and adventures integrating biology and technology", in *The Inamori Foundation: Kyoto Prizes and Inamori Grants*, Vol. 18, pp. 110–66 (The Inamori Foundation, Japan, 2004).

5. Ponomarenko, E. A. et al., "The size of the human proteome: the width and depth", *International Journal of Analytical Chemistry* 2016 (2016), 7436849.

6. Hewick, R. M., Hunkapiller, M. W., Hood, L. E. and Dreyer, W. J.,

"A gas-liquid solid phase peptide and protein sequenator", *Journal of Biological Chemistry* 256 (1981), pp. 7990–7.

7. 为了成功实现蛋白质测序，研究人员所展现出来的解决问题的能力和聪明才智绝非三言两语可以描述。对蛋白质进行测序的一个关键问题是样品必须是纯的。如果混合有另一种蛋白质，就很难从另一种蛋白质中找出其序列。例如，当研究小组分析朊病毒蛋白时，不断出现的一个问题是，在蛋白质序列的每个位置似乎都有两到三个氨基酸。起初，科学家们认为是蛋白质的样本不够纯，于是他们尝试了不同的方法来分离它。然而，无论他们如何尝试，序列看起来还是一团糟。最终，参与研究的科学家之一史蒂夫·肯特（Steve Kent）决定根据每个氨基酸在序列中每个位置的丰富程度来组织研究结果。他写下了含量最高的氨基酸的序列，然后是含量第二高的氨基酸的序列，以此类推。突然间，一切都清楚了。当他把第二丰富的氨基酸序列向右移动两个位置时，它与最丰富的氨基酸序列完全匹配。换句话说，在一部分样品中，位置一变成了位置三，以此类推。他意识到，该样本确实主要包含一种蛋白质，但在分离过程中，由于某种原因，它的一端损坏了。有了这样的启发，朊病毒蛋白的序列终于清晰了。［斯坦利·普鲁西纳在他的自传《疯狂与记忆》（*Madness and Memory*）和他的诺贝尔奖获奖演说中讲述了这个故事］。

8. Prusiner, S. B., Groth, D. F., Bolton, D. C., Kent, S. B. and Hood, L. E., "Purification and structural studies of a major scrapie prion protein", *Cell* 38 (1984), pp. 127–34.

9. 我记得在哈佛大学分子和细胞生物学系听过斯坦利·普鲁西纳的一次研讨会（大约在1995年）。他提出了疾病可能是由朊病毒蛋白引起的，但哈佛大学的一些教授并不完全相信。一种说法是，蛋白质样本可能被无法追踪的遗传物质所污染，而这些遗传物质可能是疾病的真正原因。普西纳不得不花大力气来证明蛋白质分子确实可以成为传染病的基础。

10. Prusiner, S. B., "Prions", *Proceedings of the National Academy of the Sciences of the USA* 95 (1998), pp. 13363–83.

11. Scheckel, C. and Aguzzi, A., "Prions, prionoids and protein misfolding disorders", *Nature Reviews Genetics* 19 (2018), pp. 405–18.

12. Estrin, J., "Kodak's first digital moment", *New York Times*, 12 August 2015.

13. Prusiner, S. B., *Madness and Memory: The Discovery of Prions – a New Biological Principle of Disease* (Yale University Press, New Haven, 2014).

14. Hood, "A personal journey of discovery …", *op. cit.*

15. Hood, L., "A personal view of molecular technology and how it has changed biology", *Journal of Proteome Research* 1 (2002), pp. 399–409.

16. In time, Applied Biosystems became part of other companies. It became part of Perkin-Elmer from 1993, and Life Technologies from 2008. Thermo Fisher Scientific acquired Life Technologies in 2014.

17. Miller, M. *et al.*, "Structure of complex of synthetic HIV-1 protease with a substrate-based inhibitor at 2.3 A resolution", *Science* 246 (1989), pp. 1149–52.

18. Cohen, J., "Protease inhibitors: a tale of two companies", *Science* 272 (1996), pp. 1882–3.

19. Hood, "A personal journey of discovery …", *op. cit.*

20. Ciotti, P., "Fighting disease on the molecular front: leroy hood built a better gene machine and the world beat a path to his lab", *Los Angeles Times*, 20 October 1985.

21. Email correspondence with Leroy Hood, 2 November 2020.

22. Sanger, F., Nicklen, S. and Coulson, A. R., "DNA sequencing with chain-terminating inhibitors", *Proceedings of the National Academy of the Sciences of the USA* 74 (1977), pp. 5463–7.

23. 由于这项研究，弗雷德·桑格（Fred Sanger）获得了1980年诺贝尔化学奖。令人惊讶的是，这是他第二次获奖。1958年，他因为蛋白质测序方法获得了诺贝尔化学奖，他将这种方法应用于胰岛素研究。截至2021年，在我写作本书的时候，仅有四人获得过两次诺贝尔奖。

24. Leroy Hood, "Revolutionising Healthcare: Systems Biology and P4 Medicine", a talk given at University College, Dublin, 15 September 2016. Available online here: https://youtu.be/HlQcH3zgoVs.

25. Interview with Lloyd M. Smith by David C. Brock and Richard Ulrych, 2 March, 2008, in *Chemical Heritage Foundation*, *Oral History Program* (New Orleans, Louisiana).

26. Smith, L. M. *et al.*, "Fluorescence detection in automated DNA sequence analysis", *Nature* 321 (1986), pp. 674–9.

27. Matthews, J., "Caltech's New DNA-Analysis Machine Expected to Speed Cancer Research", *Washington Post*, 12 June 1986.

28. Timmerman, *Hood, op. cit.*

29. Venter, J. C., *A Life Decoded* (Allen Lane, London, 2007).

30. Sinsheimer, R. L., "The Santa Cruz Workshop – May 1985", *Genomics* 5 (1989), pp. 954–6.

31. 胡德起初对人类基因组计划持怀疑态度。他认为这不是项目的可行性问题，而是这样一个巨大的工程是否值得。当圣克鲁斯研讨会对这个项目的广泛应用进行讨论时，他改变了想法。

32. Sulston, J. and Ferry, G., *The Common Thread: A Story of Science, Politics, Ethics and the Human Genome,* (Bantam Press, London, 2002).

33. Interview with Leroy Hood, 27 March 2020.

34. Ibid.

35. The 1000 Genomes Project Consortium, *et al.*, "A global reference for human genetic variation", *Nature* 526 (2015), pp. 68–74.

36. Sinsheimer, "The Santa Cruz Workshop …", *op. cit.*

37. Chen, J. *et al.*, "Pervasive functional translation of noncanonical human open reading frames", Science 367 (2020), pp. 1140–6.

38. Hood, L. and Rowen, L., "The Human Genome Project: big science transforms biology and medicine", *Genome Medicine* 5 (2013), p. 79.

39. Hood, "Revolutionising Healthcare", *op. cit.*

40. Angier, N., "Great 15-Year Project To Decipher Genes Stirs Opposition", *New York Times*, 5 June 1990.

41. Interview with Leroy Hood, 28 March 2020.

42. Roberts, L., "Caltech deals with fraud allegations", *Science* 251 (1991), p. 1014.

43. Dietrich, B., "Future Perfect – Thanks To Bill Gates' $12-Million Endowment, Scientist Leroy Hood Continues His Search For A New Genetic Destiny", *Seattle Times*, 9 February 1992.

44. Hood, "A personal journey of discovery …", *op. cit.*

45. Ideker, T., Galitski, T. and Hood, L., "A new approach to decoding life: systems biology", *Annual Review of Genomics and Human Genetics* 2 (2001), pp. 343–72.

46. 2020年，胡德告诉我他在几个项目中为生物技术的研究总共提供了大约6000万美元的自有资金。卢克·蒂默尔曼（Luke Timmerman）为胡德写的传记中提到系统生物学研究所是用胡德的500万美元建立的，他自己在研究所成立的头两年没有拿任何薪水。

47. *Systems Biology: a vision for engineering and medicine*: report from the Academy of Medical Sciences and the Royal Academy of Engineering, February 2007.

48. King, A. and O'Sullivan, K., "New 'scientific wellness' strategy could cut chronic illnesses and save money", *Irish Times*, 5 September 2018.

49. Leroy Hood, speaking at Geek Wire Summit 2019, Seattle, 7–9 October 2019. "Power Talk: Leroy Hood" is available online here: https://youtube/

bWCwTQ2hXYw.

50. Interview with Leroy Hood, *op. cit.*

51. Leroy Hood, speaking at Geek Wire Summit, *op. cit.*

52. Roberts, P., "Closure of high-tech medical firm Arivale stuns patients: 'I feel as if one of my arms was cut off ' ", *Seattle Times*, 26 April 2019.

53. Hou, Y. C. *et al.*, "Precision medicine integrating whole-genome sequencing, comprehensive metabolomics, and advanced imaging", *Proceedings of the National Academy of the Sciences of the USA* 117 (2020), pp. 3053–62.

54. Plomin, R. and von Stumm, S., "The new genetics of intelligence", *Nature Reviews Genetics* 19 (2018), pp. 148–59.

55. Jolie, A., "My medical choice", *New York Times*, 14 May 2013.

56. Jolie Pitt, A., "Diary of a Surgery," *New York Times*, 24 March 2015.

57. Proctor, R. N., "The history of the discovery of the cigarette–lung cancer link: evidentiary traditions, corporate denial, global toll", *Tobacco Control* 21 (2012), pp. 87–91.

58. Friend, S. H. et al., "A human DNA segment with properties of the gene that predisposes to retinoblastoma and osteosarcoma", *Nature* 323 (1986), pp. 643–6.

59. Cohen, J. G., Dryja, T. P., Davis, K. B., Diller, L. R. and Li, F. P., "RB1 genetic testing as a clinical service: a follow-up study", *Medical and Pediatric Oncology* 37 (2001), pp. 372–8.

60. Kuchenbaecker, K. B. *et al.*, "Risks of breast, ovarian, and contralateral breast cancer for BRCA1 and BRCA2 mutation carriers", *JAMA* 317 (2017), pp. 2402–16.

61. Skol, A. D., Sasaki, M. M. and Onel, K., "The genetics of breast cancer risk in the post-genome era: thoughts on study design to move past BRCA and towards clinical relevance", *Breast Cancer Research* 18 (2016), 99.

62. 即使这样也可能不会有什么影响。除精子和卵子外，其他细胞都有两个基因拷贝，从父母双方各继承一个。因此，一个突变可能没有造成影响的原因之一是有另一个基因拷贝可以弥补损失。然而，在BRCA-1和BRCA-2的情况下，一个拷贝中的一个错误就足以增加一个人患乳腺癌的概率。

63. Tomasetti, C. and Vogelstein, B., "Cancer etiology. Variation in cancer risk among tissues can be explained by the number of stem cell divisions", *Science* 347 (2015), pp. 78–81.

64. Lynch, T. J. *et al.*, "Activating mutations in the epidermal growth factor receptor underlying responsiveness of non-small-cell lung cancer to gefitinib", *New England Journal of Medicine* 350 (2004), pp. 2129–39.

65. Recondo, G., Facchinetti, F., Olaussen, K. A., Besse, B. and Friboulet, L., "Making the first move in EGFR-driven or ALK-driven NSCLC: first-generation or next-generation TKI?" *Nature Reviews Clinical Oncology* 15 (2018), pp. 694–708.

66. Cieslik, M. and Chinnaiyan, A. M., "Global genomics project unravels cancer's complexity at unprecedented scale", *Nature* 578 (2020), pp. 39–40.

67. Salvadores, M., Mas-Ponte, D. and Supek, F., "Passenger mutations accurately classify human tumors", *PLOS Computational Biology* 15 (2019), e1006953.

68. Gerstung, M. *et al.*, "The evolutionary history of 2,658 cancers", *Nature* 578 (2020), pp. 122–8.

69. Scilla, K. A. and Rolfo, C., "The role of circulating tumor DNA in lung cancer: mutational analysis, diagnosis, and surveillance now and into the future", *Current Treatment Options in Oncology* 20 (2019), 61.

70. Heitzer, E., Haque, I. S., Roberts, C.E.S. and Speicher, M. R., "Current and future perspectives of liquid biopsies in genomicsdriven oncology", *Nature Reviews Genetics* 20 (2019), pp. 71–88.

71. Melo, S. A. *et al.*, "Glypican-1 identifies cancer exosomes and detects early pancreatic cancer", *Nature* 523 (2015), pp. 177–82.

72. Sheridan, C., "Exosome cancer diagnostic reaches market", *Nature Biotechnology* 34 (2016), pp. 359–60.

73. Kottke, T. *et al.*, "Detecting and targeting tumor relapse by its resistance to innate effectors at early recurrence", *Nature Medicine* 19 (2013), pp. 1625–31.

74. Helmink, B. A., Khan, M.A.W., Hermann, A., Gopalakrishnan, V. and Wargo, J. A., "The microbiome, cancer, and cancer therapy", *Nature Medicine* 25 (2019), pp. 377–88.

75. Gopalakrishnan, V., Helmink, B. A., Spencer, C. N., Reuben, A. and Wargo, J. A., "The influence of the gut microbiome on cancer, immunity, and cancer immunotherapy", *Cancer Cell* 33 (2018), pp. 570–80.

76. Jobin, C., "Precision medicine using microbiota", *Science* 359 (2018), pp. 32–4.

77. Tanoue, T. *et al.*, "A defined commensal consortium elicits CD8 T cells and anti-cancer immunity", *Nature* 565 (2019), pp. 600–5.

78. Davis, D. M., *The Compatibility Gene* (Penguin, UK; Oxford University Press, 2013).

79. Mastoras, R. E. *et al.*, "Touchscreen typing pattern analysis for remote detection of the depressive tendency", *Scientific Reports* 9 (2019), p. 13414.

80. Yurkovich, J. T., Tian, Q., Price, N. D. and Hood, L., "A systems approach to clinical oncology uses deep phenotyping to deliver personalized care", *Nature Reviews Clinical Oncology* 17 (2020), pp. 183–94.